3分間の音読セラピー

日々気持ちが生まれ変わる！

元フジテレビアナウンサー・認定心理士
寺田理恵子
TERADA RIEKO

さくら舎

はじめに

この本のタイトルにある「音読セラピー」ということばにひかれて、本書を手に取ってくださっている方も多いと思います。

「セラピー（therapy）」とは、薬などを用いず、人が本来持っている力で治《なお》す療法、心身の健康を促進する療法などという意味で使われていることばです。音読で治療はできませんが、人が持っている力を引き出し、心身の健康を維持・促進することはできると考えています。

音読は体と頭を使って声を出す、それだけでセラピー効果はあります。音読の効果は後述しますが、まず文学によるセラピー効果についてお話ししたいと思います。

皆さんは、若いころに読んだ本によって、自分の考え方が変わったり、その後の生き方に変化が生じたりしたことはありませんか。

私がいちばん影響を受けた本は中学生のときに読んだ『ジャン・ヴァルジャン物語』（ビクトル・ユーゴー作　豊島与志雄訳　岩波少年文庫）です。この作品では、罪を犯す人は根からの悪人ではないことを知り、なぜ罪を犯さなければならなかったかその背景を知ることの重要性や、罪人でも立ち直れるということ、本当の正義とは何か、悪とは何かなどさまざまなことを考えるきっかけになりました。

そのほか人種差別を扱った『アンクル・トムの小屋』、子どもの虐待やいじめを扱った『にんじん』、しあわせとは何かを教えてくれた『青い鳥』なども、私に影響を与えた本です。いずれも、小学生・中学生のときに読んだものなので、翻訳者の手によってわかりやすく書かれたものでしたが、作者のテーマはしっかり私の心に届いています。

本は人生の教科書です。本を読むことで、現実では知らない世界を疑似体験することができます。自分では知ることができない他人の心を知ることができます。自分が悩んだり、苦しんだりしているときに、本は新しい考え方を示して、その苦しみを和《やわ》らげてくれることがあります。また、本は多くの知識も与えてくれます。知識は、賢く生きるための糧《かて》になります。

私は、自分の人生を振り返ってみると、仕事も恋愛も順風満帆だった20代。フリーになって仕事は順調だったけれど、離婚し、シングルマザーになって実は大変だった30代。再婚を機に専業主婦になったものの、ステップファミリーの中での家族間の問題、母の認知症発症、父の急逝という波乱に満ちた40代。そして、夫の突然死で始まり、母が他界、娘が長期入院するなど苦難の連続の中、再びフリーアナウンサーに復職し、そのどん底から這い上がろうと必死で頑張った50代。

この40代50代はいろいろありすぎて、当時はまっ暗なトンネルの中で、必死に出口を求めて、もがいていた状態でした。不安や怒りや孤独、自責の念、山積する課題……そんなストレスに押しつぶされそうになりながらも、家族を守るために頑張るしかありません。すべてを投げ出して現実逃避したいと何度も思いました。しかしそんなことはできるわけがなく、藁《わら》にもすがる思いで手に取ったのが心理学の本でした。

本の中に自分の心の問題を解くカギがあるのではないかと、夢中で読みました。そのうち、セルフカウンセリング、そして家族のカウンセリングができるようになりたいと思いはじめ、プロのカウンセラーを目指して勉強しました。

そして49歳で社会人として武蔵野大学人間関係学部に入学し、その後認定心理士の資格（大学で心理学に関する最小限の標準的な基礎知識と基礎技術を修得したことを日本心理学会が認定する、心理学の基礎資格）を取得しました。

心理学というと、学問的で難しそうですがそんなことはありません。心理学は、認知心理学、発達心理学、教育心理学、社会心理学、犯罪心理学など多岐《たき》にわたって研究がおこなわれていますが、簡単に言えば人の心の中で感じていること（実際は脳で考えていること）が、どのように行動に表れるかということを知る学問です。それは、人間を知る学問でもあります。

心理学を学んでいると、自分を客観的に見つめ、心を整理することができます。また他人のことも客観的に見ることができるようになり、行動を見て、その人の心の状態を推察することができます。

たとえば声や話し方のことで言うと、嬉しいときと悲しいときでは声も話し方も異なります。一般的に嬉しいときは明るくテンポある話し方になり、悲しいときは沈んだ暗い声になります。逆に明るい声でテンポのある話し方を聞けば、この人は明るい人だな、元気だな、楽しそうな人だなと思いますし、元気のない声を聞けば、体の具合が悪いのかな、何かよくないことがあったのかなと思います。

このように、心と行動は一致していることが多く、人は他人の言動を見てその人を判断します。あの人は明るい性格、あの人は気難しい性格などと、性格を決めているのは、すべて他人の行動を見て周りの人が決めていることなのです。

このたとえは心理学のほんの一部にすぎませんが、人の心と行動を統計的、理論的に考えるのが心理学なのです。

現在、私はカウンセラーとして仕事はしていませんが、心理学を学問的に体系的に学んだことは、人間を知る、社会を知るうえで、たいへん役に立っています。話す・伝えるという仕事は、言語学の分野でもありますが、人間を相手にしていることなので、まさに心理学の分野なのです。ちなみに私の朗読教室は、言語学的観点からだけではなく、心理学的観点で本を読んでいきます。

心理学は普段の生活の中でも、たいへん役に立ちます。たとえば子育てには発達心理学やコーチング技術が活用できます。コーチングはスポーツの世界だけでなく、企業研修などでもおこなわれています。グリーフケアを学んでいれば、身近な人の死に接したときに、その深い悲しみにともなう悲嘆の反応を正しく受け止めることができます。

認知症のケアも、心理学の基礎があると理解しやすくなります。ストレスから生じる自律神経の乱れも、ストレスの仕組みを知り、ストレスの軽減法を知ることで、身体的な症状を緩和《かんわ》させることができます。会社などの組織の中では、営業も、マーケティングも、チームビルディングも、リーダーシップ教育も、すべてに心理学が生かされています。

なぜここで心理学のことを書いたかというと、文学作品はまさに人間の本質が描かれているので、「人間を学ぶ」にはとてもよい教科書になるということをお話ししたかったのです。

作品から、「人生」というものを知り、人の心理を探ることができます。たとえば、死にたいと考えている人はなぜ死にたいのか、死ぬ間際にどんなことを考えているか、人間関係でうまくいかないときお互い何を考えているか、沈黙しているときの人の心の中はどうなっているか、人は笑顔の裏でどんなことを考えているか、苦しみの先には何があるか、幸福とは何か……など、人の考えを文学作品の中のことばや行動から読み解くことができます。つまり本を読むことは、人間の心理を読むことなのです。

自分以外の人の生き方から学ぶことは多いし、同じ境遇の人が書いたものの中に、自分の抱えている問題の解決策を見つけることもあります。

小説の登場人物と自分を重ね合わせることで、共感したり、客観的にものを考えることができたりします。自分の気持ちをうまくことばで表せず、感情を自分の中に閉じこめるしかできないとき、本の中に今の自分を表すいいことばを見つけることもあります。それだけのことで、不安やイライラから解放されることがあるのです。

私は、今まで多くの著書から生きるヒントや勇気をもらって、それが行動変容（人の意識が変わり行動や習慣が変わること）へとつながってきました。つまり、いい本との出会いは、まさに心のセラピーになります。

今回の音読作品は、人間の「心」をテーマに選んでいます。人が経験する困難や心のモヤモヤを、作家たちはどのように表現しているでしょうか。そして、どのようなストーリーにつくり上げているのでしょうか。そして読者は、そこからどのような気づきを得られるでしょうか。

ほとんどの作品が一部抜粋の文章になります。一部でも、音読することによって、作者が伝えたいことが、自分の心の中に伝わってくることと思います。今回は、皆さんが子どものときに読んだかもしれない作品も収めています。子どものときとは、また違った気づきがあるかもしれません。そんなことを楽しみながら読んでみてください。ご興味を持たれましたら、ぜひ作品の全文をお読みください。

そして今回は、さらに著名人の名言も多数収録しています。心にピンとくるものがあれば、幸いです。共感できることば、勇気が出ることば、ほっとできることばは、セラピー効果があります。

本は、黙読でも十分に知識や気づき、学びになりますが、ぜひ音読をしてください。冒頭にも書きましたが、音読は体と脳を使って声を出すことで、セラピー効果があるからです。

私が音読を始めたのは、夫が急逝してそのショックで食べられなくなり、眠れなくなり、人と会うのが嫌だ、外に出かけたくないなど、うつ状態（うつ病とは違います。うつ病は病気なので音読では治りません）であったときです。食べられないから栄養失調となり、出歩かないので体力も筋力もなくなり、人としゃべっていないのでことばは出なくなるし声は小さくなる、認知能力が低下し、集中力もない……。まさに、当時認知症だった母と変わらない状態でした。

一年くらいそんな状態が続きましたが、生活のためにそこから抜け出し、社会に出て働かなければならないというときに始めたのが「音読」でした。アナウンサー時代を思い出して、新聞を声に出して読むことから始めました。

最初は、少し読んだだけで、疲れるし、つかえるし、息は続かないというとんでもない状態でした。しかし毎日音読を続けていたら、声は出るようになり、心のモヤモヤもすっかり晴れて、活力が出て、若いときと同じポジティブ人間に戻ったのです。

そこで、音読が体にどのように作用したかを調べてみたのですが、音読は体にいいことずくめだということがわかりました。

音読の効果は簡単にまとめると以下の通りです。

・声を出すためには呼吸をするので、呼吸筋が鍛えられ呼吸の質がよくなる

・腹式呼吸を使えば、自律神経を調節、内臓刺激となる
・喉を使うことで嚥下《えんげ》機能が高まるうえ、声帯が鍛えられ声がよくなる
・口や舌をよく動かすことで発音がよくなる
・頬や口の周りの筋肉（表情筋）を動かすので表情が豊かになる
・文字を読み、頭で解釈し、声に出して読むことでインプットとアウトプットが同時におこなわれ、脳が活性化する
・声を出すことは、ストレス解消になる
・会話などでことばが出やすくなる
・本を読むことで、理解力・感性が磨かれる
・本の中には、生きるヒントや学びがたくさんある

ほかにもありますが、黙読と違って体を使って読む音読は、体にも心にもいいことばかりなのです。

さてこれから音読をしていただきますが、体によい効果をもたらすために、次のことを意識してみてください。

・声を出す前に軽く準備運動（ストレッチ体操）をする
・3メートル先の人に聞こえるくらいの声の大きさを保つ
・口と舌をよく動かし、発音を明瞭にする
・書いてあることを理解しようとしながら読む
・なめらかに読めなくてもあきらめない
・うまく読もうとせず、リラックスして楽しんで読む

タイトルにありますように、3分間、気持ちよく音読してください。作品によっては、3分に満たないもの、もしくは3分を超えるものもありますが、最低でも3分間、集中して音読していただければと思います。

最初は読み間違える回数は多いと思いますが、二回目はその回数が減ります。練習すれば、さらに読み間違いは減り、なめらかに読めるようになっていくのが実感できます。そこで是非、達成感を味わってください。

達成感は、人間にやる気・活力を生み出します。何度も声に出して読み続けることで、声が磨かれていきます。それは自分でわかります。そうなると声を出すことが楽しくなります。人と話したくなります。

そして、うまく読もうとしないでください。うまく読もうという意識が働くと、体が緊張します。喉が閉まりがちになります。表面の音だけにとらわれて、心で味わう読み方ができなくなります。

かすれた声でも、鼻声でもいいです。イントネーションも気にしなくていいです。とにかく体を使うことを意識して、気持ちよく声を出してください。

また、音読の効果を知ったうえで楽しんで音読するのと、人に言われていやいや音読するのでは効果が違ってきます。これも心理効果です。勉強しなさいと言われて勉強するのと、自分から興味を持って勉強するのでは結果が違ってくるのと同じです。動機づけが重要です。

本書では音読部分は、読みやすく文字を大きくしています。今回は、名言も載せています。名言も声に出して読んでみてください。

音読作品は基本的に底本に則して掲載しておりますが、音読のための本であることから、読みやすくするために、旧字旧かなは新字新かなに変更し、行替えなども適宜《てきぎ》おこない、ことばを現代語に直すなど、表記に変更を加えている箇所があります。

ふりがなに関しては、底本にあるものは基本的に底本のままとしています。また、現代の観点では差別的な表現・語句が使われている作品もありますが、底本に則して原文のままとしています。当時の時代背景や作家の思想などを知っていただきたいためであり、ご了承ください。登場する作家・人物は、すべて敬称を省略させていただきました。

◎目次

はじめに　1

第1章　人はそれぞれ

人とのつきあい方　20
桜桃／自分だけの世界／私の日常道徳

自分を知る　33
ソクラテスの弁明／朝に想い、夜に省みる／惜みなく愛は奪う／鼻／斜陽

わかりあえない男と女　48
道草／心の河／明日は天気

夫婦円満のコツ　60
わが妻の記／良人教育十四種／世帯休業

第2章　時の流れ

記憶はあいまい　72
銀座アルプス／記憶ちがい／回想録／記憶

必死になるとき　83
走れメロス／トロッコ／夢十夜

沈黙の裏にある心　93
杜子春／生まれいずる悩み／幸福の彼方

「死」について　104
病牀六尺／いのちの初夜／青年の思索のために／青い鳥

第3章　心のとびら

「欲」について　118
愚かな男の話／花咲かじじい／三つの嘘／高瀬舟

物を大切にする心　133

物を大切にする心／人間と湯沸かし／料理は道理を料るもの
信心について 142
易者の哲理／大菩薩峠　椰子林の巻／仏教人生読本／千人針
相手を思う気持ちが生む悲劇 153
魔女のパン／賢者の贈り物／最後の一枚の葉

第4章　明日へ

人を変えることば 166
レ・ミゼラブル／若草物語／わが母を語る
人間の自覚 176
新人へ／猫と杓子について／星の王子さま
苦しみの先にあるもの 186
波の如く去来す／仙人／パンドラの匣／ベエトォフェンの面
時には肩の力をぬいて 195
漱石俳句／青春の詩／仏教人生読本

しあわせは心の中にある　207
幸福の感覚／はじめに「青い鳥」訳者序／銀河鉄道の夜／人間失格／笑について

おわりに　221

3分間の音読セラピー

——日々気持ちが生まれ変わる！

第1章　人はそれぞれ

人とのつきあい方

人は、人とつきあうことで多くの感情が生じます。その感情から多くのストレスが生まれます。他人と自分を比べることから生じる妬《ねた》み、焦《あせ》り、羨望《せんぼう》、失望、自信喪失などのストレス、他人から自分がどう見られているかを意識しすぎることから生じる不安、自己顕示欲、完璧でないことへのいらだち、他人と合わせることに気をつかいすぎて生じるストレスなどです。

ここでは、人とのつきあい方にまつわる作品を選んでみました。

桜桃《おうとう》　太宰治《だざいおさむ》

私は家庭に在《あ》っては、いつも冗談を言っている。それこそ「心には悩みわずらう」事の多いゆえに、「おもてには快楽《けらく》」をよそわざるを得ない、とでも言おうか。いや、家庭に在る時ばかりでなく、私は人に接する時でも、心がどんなにつらくても、からだがどんなに苦しくても、ほとんど必死で、楽しい雰囲気《ふんいき》を創《つく》る事に努力する。そうして、客とわかれた後、私は疲労によろめき、お金の事、道徳の事、自殺の事を考える。いや、それは人に接する場合だけではない。小説を書く時も、それと同じである。私は、悲しい時に、かえって軽い楽しい物語の創造に努力する。自分では、もっとも、おいしい奉仕のつもりでいるのだが、人はそれに気づかず、太宰《だざい》という作家も、このごろは軽薄である、面白さだけで読者を釣る、すこぶる安易、と私をさげすむ。

人間が、人間に奉仕するというのは、悪い事であろうか。もったいぶって、なかなか笑わぬというのは、善《よ》い事であろうか。

つまり、私は、糞真面目《くそまじめ》で興覚《きょうざ》めな、気まずい事に堪え切れないのだ。

私は、私の家庭においても、絶えず冗談を言い、薄氷を踏む思いで冗談を言い、一部の読者、批評家の想像を裏切り、私の部屋の畳は新しく、机上《きじょう》は整頓《せいとん》せられ、夫婦はいたわり、尊敬し合い、夫は妻を打った事など無いのは無論、出て行け、出て行きます、などの乱暴な口争いした事さえ一度も無かったし、父も母も負けずに子供を可愛がり、子供たちも父母に陽気によくなつく。

しかし、これは外見。母が胸をあけると、涙の谷、父の寝汗も、いよいよひどく、夫婦は互いに相手の苦痛を知っているのだが、それに、さわらないように努めて、父が冗談を言えば、母も笑う。

(出典:『人間失格・桜桃』角川文庫)

「自分の心がどんなにつらくても、自分のからだがどんなに苦しくても、ほとんど必死で、楽しい雰囲気を創る事に努力する」とありますが、これは周りの人たちへの気づかいから生じる行動と言えます。自身は、気まずいことに耐え切れないからと書いていますが、おそらく自分の心を隠して無意識のうちにも頑張っているから、「お客様が帰った後に疲労によろめき、お金の事、道徳の事、自殺の事を考える」というような反動が出てしまうのでしょう。この反動はストレスの表れと見ることができます。

つまらなそうにしている人や、不機嫌な人とともにする時間は苦痛です。なので、そういう人の周りに人は集まらなくなります。会話の面白い人、笑顔で明るい人の周りに人は集まります。でも、そう明るく振るまっている人の心の中は、周りの人にはわかりません。「桜桃」の主人公のように、無理して明るく振るまっていたら、いつか自分が疲れて心が病んでしまうでしょう。周りの人に気をつかって笑顔を振りまけることは、素晴らしいことです。でもそのために、自分の心を偽《いつわ》って無理に頑張りすぎないでください。

疲れていたら、無理して人と会うことはしなくていいし、無理に人に合わせることをしなくていいのです。無理をともなう人間関係は、うつろなもの。自分をさらけ出せる人間関係こそ、深い信頼関係で結ばれている証拠です。

梶井《かじい》基次《もとじ》郎《ろう》の「手紙」の中にこんなことばがあります。

「此頃は一体に学校の連れには不快を感じているんですが一人はとても淋しいので困ります。下らない友達の家へゆくにも淋しくて走り出します、街をあるくにも手をつないでくれと言って手をつないだりします」（「梶井基次郎全集３」筑摩書房）

「連れ」を不快に感じているのに、ひとりでは寂しい。特に好きな友達でもないのに、そばにいてほしいと思うのですね。他人とつきあうのは面倒でも、ひとりは寂しい。誰かといなければ生きていけない。人はそんな生き物なのかもしれません。

「われわれの悩みはすべて、ひとりでいられないことから、もたらされる」

とはラ・ブリュイエール（フランスの作家）のことばです。

倉田百三《くらたひゃくぞう》（劇作家）は、人間関係についてこのように書いています。

「人間の精神生活というものはその大部分、特に深い部分を対人関係に持っているといわねばならぬ。対人関係に気のない人は人生に気のない人である。生きることに熱心な者は強く人を愛し濃く人に求め深く人をたのみさえして生きないわけにゆかないのである。そこに人間の最も人間らしい悩みの中心課題があり、そこからまた従って英知とか諦めとか悟りとかいうものが育ってくるのである」（「人生における離合について」／『青春をいかに生きるか』角川文庫）

社会は、人間関係で成り立っています。世の中にはさまざまな個性にあふれる人が存在し、自分にとってつきあいづらい人や、苦手な人もいるでしょう。人見知りで人と話すことが苦痛という人もいるでしょう。他人に気をつかうことができない、他人に口出しされず自分の世界に浸りたい、そんな人もいるでしょう。

そんな、自分の世界を描いているのが次の作品です。

自分《じぶん》だけの世界《せかい》　辻潤《つじじゅん》

何人も何人を支配したり、命令したりしない状態である。自分の出来ることだけをすればいい。自分の自然の性情や傾向のままに生きればいい。そして出来ないことは他人に任せればよい。自分の能力の領分と他人の能力の領分とをハッキリ意識することである。そして見当ちがいな真似や、余計なオセッカイや、無用な自慢などを相互にしなくなればいいのである。「君は君の好きなことをやり給え、僕は僕の好きなことをやるから」である。「君は何故そんなことをやるのか？」「なんのためにやるのか？」「そんなことはやめたらよかろう」「それは昔から例がない」「それは世間が許さない」「それは道徳的じゃない」（等）ではないのである。

自分の生きてゆく標準を他に求めないことである。人は各自自分の物尺によって生きよというのである。それ以外にはなんの道徳も標準もないのである。一々聖人や賢人の格言や、お経の文句を引き合に出して来る必要がなくなるのである。約束や習慣はその時々に最も便宜であると思われるものを撰べばよいのである。世の中にこれでなければならないなどという客観的標準は一つだってありはしないのである。人は相互に出来るだけ融通をきかせよである。

いうまでもなく一種の功利主義かも知れない。しかし名称はなんでもかまわない。名前をつけないと安心出来ない人は自分の好きな名前をつけるがいいのである。

（出典：『辻潤著作集3　浮浪漫語』オリオン出版社）

著者がドイツの哲学者スチルネル（マックス・シュティルナー）の思想について語っています。スチルネルはエゴイズムを軸とする哲学を展開しました。

「各自自分の物尺によって生きる」ことは、ある意味大切なこと。自分の中にものさしがなく、他人に言われたままに生きるというのは、楽かもしれませんが、たいへんつまらない人生になります。

そして、他人の顔色を見ながら生きる人間になってしまいます。それが高じると、自分で何も決められない人間になってしまいます。「同調圧力」が多い世の中ですが、自分のものさしを持つことの重要性を説いています。

また、「世の中にこれでなければならないなどという客観的標準は一つだってありはしない」と書いています。世の中に統一されたルールがなければ、まとまりがつかなくなってしまい、それはそれで問題ですが、そういうことではなく、人の考え方として、「〜するべき」「〜でなければいけない」という枠にはまった考え方を否定しているのです。

昭和の初めのころの時代は、このような「〜でなければならない」と教育されてきました。お国のために、思想を統一させるためでもあったのでしょう。しかし、現代では、根拠もなく画一的に「〜するべき」「〜でなければいけない」と考える風潮は否定されつつあります。

枠にはめず、個人の考えを尊重する時代になってきたのです。サラリーマンは背広にネクタイ姿であるべき、女性は家事をしなくてはいけない、そんな時代ではありません。まさに多様性の時代です。

「自分の生きてゆく標準を他に求めない」「人は相互に融通をきかせよ」、この二つのことばは、それぞれの考えを尊重する考え方を表していることばです。自分もＯＫ、相手もＯＫのまさにアサーション（相手を尊重しつつ自分の意見を伝えるコミュニケーション方法の一つ）に則する考えでもあります。

自分は自分の考えを持ちながら、それを他人に押しつけず、他人の意見も尊重する関係。それが理想の人間関係であり、コミュニケーションの基本です。

そうは言っても現実の人づきあいで面倒だと思うことも多いと思います。そこで、菊池寛が、どのような人づきあいをしていたかを書いている興味深いものを見つけましたので、一部抜粋してご紹介します。

私《わたし》の日常道徳《にちじょうどうとく》　菊池寛《きくちかん》

一、私は自分より富んでいる人からは、何でも欣《よろこ》んで貰《もら》うことにしてある。何の遠慮もなしに、御馳走にもなる。総じて私は人から物を呉れるとき遠慮はしない。お互に、人に物をやったり快く貰ったりすることは人生を明るくするからだ。貰うものは快く貰い、やる物は快くやりたい。

一、他人に御馳走になるときは出来るだけ沢山《たくさん》喰べる。そんなとき、まずいものをおいしいと言う必要はないが、おいしいものは明らかに口に出してそう言う。

一、人と一しょに物を喰ったとき、相手が自分よりよっぽど収入の少い人であるときは、少し頑張ってもこちらが払う。相手の収入が相当ある人なら、向うが払うと言って頑張れば払わせる。

一、貴君《きくん》のことを誰が、こうこう言ったといって告げ口する場合、私は大抵聞き流す。人は、陰では誰の悪口でも言うし、悪口を言いながら、心では尊敬している場合もあり、その人の言った悪口だけがこちらへ伝えられてそれと同時に言った賞め言葉の伝えられない場合だって、非常に多いのだから。

一、自分の悪評、悪い噂などを親切に伝えて呉れるのも閉口だ。自分が、それを知ったため、応急手当の出来る場合はともかく、それ以外は知らぬが仏でいたい。

一、自分に好意を持っていてくれる人には、自分は好意を持ち返す。悪意を持っている人には、悪意を持ち返す。

一、作品の批評を求められたとき、悪い物は死んでもいいとは言わない。どんなに相手の感情を害しても。だが、少しいいと思う物を、相手を奨励する意味で、誇張して賞めることはする。

（出典：『半自叙伝』講談社学術文庫）

菊池寛の日常道徳が、小気味よく書かれています。このくらい自分の気持ちや考えが整理できていると、他人ともストレスなくつきあえそうです。こういう人づきあいのルールをつくっていれば、お客さんが帰ってからどっと疲れるということもなさそうです。

人から何かいただきものをすると、恐縮したり、もらいながらお返しのことを考えたり、もらいものをすると相手に借りができたような気がしたり、素直に心から喜べないときもあります。

そこで、「『自分より富んでいる人』からは、喜んでもらい、ごちそうになる」というルールをつくるところが面白いところです。では、自分より貧しい人だったらどうするのでしょう。お返しは倍返しでしょうか。

まずいものに対し無理にお世辞を言う必要はないし、たくさん食べて「おいしい」と口に出して言うことで、相手への感謝の気持ちを表すことは私もやっています。私自身もごちそうしたら、変な遠慮をされるより、気持ちよく食べてもらったほうがどれだけ嬉しいかわかりません。

「自分に好意を持っていてくれる人には、自分は好意を持ち返す。悪意を持っている人には、悪意を持ち返す」これも、人間だからそうなります。お互いの気持ちは、伝わるものなのです。

しかし、悪意を持っている人には、悪意を好意にかえさせるようなコミュニケーションが取れたら最高です。どうするかというと、お互いの気持ちが通じ合うのだから、こちらが折れて、相手のよいところを見つけて好意を抱くように努力すれば、それは相手に通じます。するとは相手は「自分に好意を持っていてくれる人には、好意を持ち返す」ようになるので、良好な関係になります。

相手に対して「嫌い」のラベルを貼らずに、「好き」のラベルを貼るようにしていくと、おのずと自分も他人から好かれるようになっていくものなのです。

名言

▼人間は聡明で善良であればあるほど、他人のよさを認める。だが、愚かで意地悪であればあるほど、他人の欠点を探す。——レフ・トルストイ（ロシアの作家）

▼呑気と見える人々も、心の底を叩いて見ると、どこか悲しい音がする。——夏目《なつめ》漱石《そうせき》（作家／『吾輩は猫である』）

自分を知る

自分に自信がなくなると、心は弱くなっていきます。自分はダメな人間だ、自分は生きていてもなんの役にも立たない、自分は誰からも必要とされていないなどと、自分の価値に気づかず、自分を貶《おとし》めてしまうのです。その結果、心の病気になってしまうこともあります。完璧主義や、頑張る人に多くその傾向が見られます。

自分のよさを肯定的に認める感情、自分の価値を知ることを自己肯定感と言います。自分のダメなこともいいことも、すべてを認め、すべてを通して自分であるという気持ちは大切です。自分を否定してしまうと、生きづらさにつながってしまいます。

ここでは、「自分を知る」ということに触れた作品を読んでいきます。

ソクラテスの弁明《べんめい》　　プラトン　納富信留《のうとみのぶる》訳

私は、知恵があると思われている人の一人を訪ねました。可能ならそこで神託を論駁《ろんばく》して、神の託宣《たくせん》に対してこう示そうと思ったのです。

「この人が、私より知恵ある者です。あなたは、私がそうだ、とおっしゃったのですが」と。

そこで、その人をよく吟味しながら——名前を挙げてお話しする必要はないでしょうが、政治家の一人でした——その吟味で次のような経験をしました。アテナイの皆さん、その人と対話をしていて、私にはこう思われたのです。

「この人は、他の多くの人間たちに知恵ある者だと思われ、とりわけ自分自身でそう思いこんでいるが、実際はそうではない」と。

そこで私は、その人が自分では知恵があると思っているが実際はそうでない、ということを当人に示そうと努めました。このことから、私はその人に憎まれ、また、そこに居合わせた多くの人たちにも憎まれたのです。

私は帰りながら、自分を相手にこう推論しました。

「私はこの人間よりは知恵がある。それは、たぶん私たちのどちらも立派で善いことを何一つ知ってはいないのだが、この人は知らないのに知っていると思っているのに対して、私のほうは、知らないので、ちょうどそのとおり、知らないと思っているのだから。どうやら、なにかそのほんの小さな点で、私はこの人よりも知恵があるようだ。つまり、私は、知らないことを、知らないと思っているという点で」と。

（出典：『ソクラテスの弁明』納富信留訳　光文社古典新訳文庫）

有名な哲学書『ソクラテスの弁明』から、「無知の知」として知られている文章です。知恵があると言われている人のところに訪ねていくのですが、自分に知恵があると思いこんでいる人たちに、実際は知恵はないということに気づきます。

そこで、自分はその人たちより知らない（無知）を知っている分、その人たちより知恵があると考えます。これは、自分を知ることの一つです。

「**私たちは無知によって道に迷うことはない。自分が知っていると信じることによって迷うのだ**」ジャン・ジャック・ルソー（フランスの思想家）

続いては、作家で自己啓発本の中に数多くの名言を残しているジェイムズ・アレンのことばを読んでみましょう。

朝《あさ》に想《おも》い、夜《よる》に省《かえり》みる　ジェイムズ・アレン　大久保《おおくぼ》ゆう訳

己に打ち勝て
　さすればわかる
高みを目指せ
　自信を持つこと
最後に救われ

報われるのは
過ち悲しみ涙痛みに
生き抜いた者だ

ジェイムズ・アレン

４日　夜

謙虚になりたいのなら、まず人はおのれに以下のことを問わねばならない。


「自分は他人へ、どういう態度を取っているか。」

「他人に対して、何かできているのか。」

「他人のことを、何だと思っているのか。」

「他人のことを考え動くときに、思いやりの心があるか。」

こういった鋭い問いを、落ち着いて自分に投げかけてみると、これまでの自分がどこで間違っていたかは、ちゃんとわかるはずである。

8日　朝

人は変わるも変わらないも自分次第だ。思考とは武器庫であり、そのなかでは自傷する凶器を造ったり、また喜び・自信・落ち着きといった幸せな住まいを自力で築ける道具をこしらえたりもできる。正しい考え方でちゃんと考えれば、人は高次の境地へと至れる。逆に、誤った考え方で間違って考えると、人は卑しい獣以下へと成り下がる。この両極端のあいだには、存在の鎖という徳の位階があるが、人はそのいずれにもなりうる存在なのだ。

力・知・愛の化身として、そして己の思考の主として、あらゆる位階への鍵を有しているのだ。

（出典："MORNING AND EVENING THOUGHTS" リリー・L・アレン編　大久保ゆう訳）

自分は一生懸命やっているのに、思うような結果にならなかったり、周りの人たちは褒《ほ》めてくれるのに、自分自身が納得いかなかったりすることがあります。

うまくできない自分と向き合うことさえ苦痛で、本当の自分を見つけられないこともあります。

でも、「できない」「自分はダメな人間だ」と思うのは、自分の中で起きている思考にしかすぎません。

本当は、できているのに、本当は、もっといいものを持っているのに、それに気がつけないだけなのです。

ディズニー映画『アナと雪の女王』の挿入歌「レット・イット・ゴー～ありのままで～」（作詞・作曲クリステン・アンダーソン＝ロペス、ロバート・ロペス）がヒットしました。その歌詞の中に「自分を好きになって」「自分を信じて」とありますが、自分を知って自分を好きになる、自分を信じるということは、生きるうえでとても大切なことなのです。

惜《お》しみなく愛《あい》は奪《うば》う

有島武郎《ありしまたけお》

凡《すべ》ての矛盾と渾沌《こんとん》との中にあって私は私自身であろう。私を実価以上に値《ね》ぶみすることをしまい。私を実価以下に虐待することもしまい。私は私の正しい価の中にあることを勉めよう。私の価値がいかに低いものであろうとも、私の正しい価値の中にあろうとするそのこと自身は何物かであらねばならぬ。縦《よ》しそれが何物でもないにしろ、その外に私の採るべき態度はないではないか。一個の金剛石を持つものは、その宝玉の正しい価値に於《お》いてそれを持とうと願うのだろう。私の私自身は宝玉のように尊いものではないかも知れない。然《しか》し心持に於ては宝玉を持つ人の心持と少しも変るところがない。

私は私のもの、私のただ一つのもの。私は私自身を何物にも代え難く愛することから始めねばならない。
若《も》し私のこの貧しい感想を読む人があった時、この出発点を首肯することが出来ないならば、私はその人に更にいい進むべき何物をも持ち得ない。太初《はじめ》が道《ことば》であるか行《おこない》であるかを（考えるのではなく）知り切っている人に取っては、この感想は無視さるべき無益なものであろう。私は自分が極《きわ》めて低い生活途上に立っているものであることをよく知りぬいている。ただ、今の私はそこに一番堅固な立場を持っているが故に、そこに立つことを恥じまいとするものだ。前にもいったように、私はより高い大きなものに対する欲求を以《もっ》て、知り得たる現在に安住し得るのを自己に感謝する。

（『惜みなく愛は奪う』新潮文庫）

『惜みなく愛は奪う』は、愛についての思想が書かれた評論です。二十九章あるものの中から、一の自己について書かれた部分を抜粋しました。「自分自身を愛することから始める」という自己愛が書かれています。自己愛が強すぎると「ナルシスト」になってしまいますが、自分を好きになることは自己肯定感につながります。自分を好きになると自信が持て、主体的に行動できるようになり、ポジティブに生きることができます。続いては、人が持つ矛盾《むじゅん》した感情を表している作品です。

鼻《はな》　芥川龍之介《あくたがわりゅうのすけ》

——前にはあのようにつけつけとは哂《わら》わなんだて。

内供《ないぐ》は、誦《ず》しかけた経文をやめて、禿《は》げ頭を傾けながら、時々こう呟《つぶや》く事があった。愛すべき内供は、そう云う時になると、必ずぼんやり、傍《かたわら》にかけた普賢《ふげん》の画像を眺めながら、鼻の長かった四五日前の事を憶《おも》い出して、「今はむげにいやしくなりさがれる人の、さかえたる昔をしのぶがごとく」ふさぎこんでしまうのである。——内供には、遺憾《いかん》ながらこの問に答を与える明《めい》が欠けていた。

――人間の心には互に矛盾した二つの感情がある。勿論、誰でも他人の不幸に同情しない者はない。所がその人がその不幸を、どうにかして切りぬける事が出来ると、今度はこっちで何となく物足りないような心もちがする。少し誇張して云えば、もう一度その人を、同じ不幸に陥《おとしい》れて見たいような気にさえなる。そうしていつの間にか、消極的ではあるが、ある敵意をその人に対して抱くような事になる。――内供が、理由を知らないながらも、何となく不快に思ったのは、池の尾の僧俗の態度に、この傍観者の利己主義をそれとなく感づいたからにほかならない。

（出典：『芥川龍之介全集１』ちくま文庫）

顎の下まであるような大きな鼻を持った内供は、その鼻をもてあましていました。あるときその長い鼻を短くする方法を知って試してみたところ、見事に鼻は短くなりました。

ところが、鼻が短くなってから皆が笑うようになりました。なぜ笑うのかわからず、内供はだんだんとふさぎこんでしまいます。最後はまた長い鼻に戻って、「もうこれで笑う者もいないだろう」と晴れ晴れとした気持ちになります。

他人の不幸は蜜の味ではありませんが、人は不幸な人に同情しながらも、その人と自分を比べてほっとするところがあります。その人が不幸から抜け出すと、よかったと思いつつ、どこか物足りなくなる。そんな人間の矛盾した利己主義を持ち合わせているということを書いています。

さて次は、余命少ない母とこれからの生き方を考える娘の会話です。

斜陽《しゃよう》　太宰治《だざいおさむ》

静かな、秋の午前。日ざしの柔らかな、秋の庭。私は、編物をやめて、胸の高さに光っている海を眺め、

「お母さま。私いままで、ずいぶん世間知らずだったのね」

と言い、それから、もっと言いたい事があったけれども、お座敷の隅(すみ)で静脈注射の支度などしている看護婦さんに聞かれるのが恥ずかしくて、言うのをやめた。

「いままでって、……」

とお母さまは、薄くお笑いになって聞きとがめて、

「それでは、いまは世間を知っているの？」

私は、なぜだか顔が真赤になった。

「世間は、わからない」

とお母さまはお顔を向うむきにして、ひとりごとのように小さい声でおっしゃる。

「私には、わからない。わかっているひとなんか、無いんじゃないの？　いつまで経《た》っても、みんな子供です。なんにも、わかってやしないので

す」

けれども、私は生きて行かなければならないのだ。子供かも知れないけれども、しかし、甘えてばかりもおられなくなった。私はこれから世間と争って行かなければならないのだ。ああ、お母さまのように、人と争わず、憎まずうらまず、美しく悲しく生涯《しょうがい》を終る事の出来る人は、もうお母さまが最後で、これからの世の中には存在し得ないのではなかろうか。死んで行くひとは美しい。生きるという事。生き残るという事。それは、たいへん醜くて、血の匂いのする、きたならしい事のような気もする。私は、みごもって、穴を掘る蛇の姿を畳の上に思い描いてみた。けれども、私には、あきらめ切れないものがあるのだ。あさましくてもよい、私は生き残って、思う事をしとげるために世間と争って行こう。お母さまのいよいよ亡くなるという事がきまると、私のロマンチシズムや感傷が次第に消えて、何か自分が油断のならぬ悪がしこい生きものに変って行くような気分になった。

（出典：『斜陽』新潮文庫）

世間知らずの元貴族の母と娘。その母はまもなく死を迎えます。遺《のこ》される娘は自分の生き方を考えます。世間を知らないという自分を知る場面ですが、ここで改めて「自分で生きる」ということを考えます。

自分のことなのに、自分を知るということは難しいことです。哲学で取りあげられる「自己」というテーマ。名言もいろいろありましたのでご紹介します。

自分に今一度目を向けてみると、新しい発見があるかもしれません。

名言

▼自分こそが自分の人生の創り手である。――ジェイムズ・アレン（イギリスの作家）

▼人を知る者は智なり、自ら知る者は明なり。人に勝つ者は力あり、自ら勝つ者は強し。足るを知る者は富む。――老子《ろうし》（古代中国の思想家）

▼敵を知り、己を知れば、百戦危うからず。――孫子《そんし》（古代中国の思想家）

わかりあえない男と女

男性脳と女性脳ということばが話題になったことがあります。

一般的に女性は、バランスよく直感や感性を重視して考え、男性は場面によって言語や思考に偏《かたよ》りが出やすいとのことでしたが、実際、脳自体には性差は見られないとのことです。

女性は話の目的が自分の感情の発散だったり、他人に聞いてもらうことが目的だったりする傾向が見られがちなのに対し、男性は理性的に話を聞き、論理的に解決策を求めるべく話を進めようとする傾向が強いという説もありましたが、これも女性と男性で区別することは難しいと思われます。

さてこれからご紹介するものは、明治・大正・昭和の時代を生きた作家の小説です。男と女の心の内を覗《のぞ》いてみましょう。

道草《みちくさ》　夏目漱石《なつめそうせき》

彼は自分の新たに受取ったものを洋服の内隠袋《うちかくし》から出して封筒のまま畳の上へ放り出した。黙ってそれを取り上げた細君は裏を見て、すぐその紙幣の出所《でどころ》を知った。家計の不足はかくの如くにして無言のうちに補なわれたのである。

その時細君は別に嬉《うれ》しい顔もしなかった。しかしもし夫が優しい言葉に添えて、それを渡してくれたなら、きっと嬉しい顔をする事が出来たろうにと思った。健三はまたもし細君が嬉しそうにそれを受取ってくれたら優しい言葉も掛けられたろうにと考えた。それで物質的の要求に応ずべく工面《くめん》されたこの金は、二人の間に存在する精神上の要求を充《み》たす方便としてはむしろ失敗に帰してしまった。

細君はその折の物足らなさを回復するために、二、三日経ってから、健三に一反《いったん》の反物を見せた。

「あなたの着物を拵《こしら》えようと思うんですが、これはどうでしょう」

細君の顔は晴々《はればれ》しく輝やいていた。しかし健三の眼にはそれが下手《へた》な技巧を交えているように映った。彼はその不純を疑がった。そうしてわざと彼女の愛嬌《あいきょう》に誘われまいとした。細君は寒そうに座を立った。細君の座を立った後《あと》で、彼は何故《なぜ》自分の細君を寒がらせなければならない心理状態に自分が制せられたのかと考えて益《ますます》不愉快になった。

細君と口を利く次の機会が来た時、彼はこういった。

「己《おれ》は決して御前の考えているような冷刻な人間じゃない。ただ自分の有《も》っている温かい情愛を堰《せ》き止めて、外へ出られないように仕向けるから、仕方なしにそうするのだ」

「誰もそんな意地の悪い事をする人はいないじゃありませんか」

「御前はしょっちゅうしているじゃないか」

細君は恨めしそうに健三を見た。健三の論理《ロジック》はまるで細君に通じなかった。

「貴夫《あなた》の神経は近頃よっぽど変ね。どうしてもっと穏当に私《わたくし》を観察して下さらないのでしょう」

健三の心には細君の言葉に耳を傾《かたぶ》ける余裕がなかった。彼は自分に不自然な冷《ひやや》かさに対して腹立たしいほどの苦痛を感じていた。

「あなたは誰も何にもしないのに、自分一人で苦しんでいらっしゃるんだから仕方がない」

二人は互《たがい》に徹底するまで話し合う事のついに出来ない男女《なんにょ》のような気がした。従って二人とも現在の自分を改める必要を感じ得なかった。

（出典：『道草』岩波文庫）

じれったいような心のすれ違いですね。

思っていることを相手に伝えないと、二人の間の溝が深まっていくという現実を見ているような気がします。

これは男性が書いた小説ですが、次に女性が書いた小説を見てみましょう。

心《こころ》の河《かわ》　宮本百合子《みやもとゆりこ》

保夫は煙草の煙をよけるように瞼《まぶた》をせばめた。

「何か僕達の生活に不安があるというの？」

さよは、合点をした。

「私この頃堪らないの」

「……何も不安な処なんかないじゃあないか。僕はこんなに貞節のある良人《おっと》だ！　君は君で一日じゅう眠ろうが起きようが自由な身の上だ！

――僕は不安どころか、大いに幸福だと思う。特に、君なんかユートピア以上の生活だな」

　さよは、不愉快に良人の軽口の先を折った。

「冗談はあと。私は真面目よ。――貴方本当に私共の生活が充実しているとお思いになること？　大丈夫、完全なものだとお思いなさる？　私は、この頃、そう呑気でいられなくなったわ。……ひどく不安なの」

「……我儘《わがまま》だろう？」

　保夫は、さよの笑いを釣り出そうとして、誇張した表情までつけ足した。さよは、真剣で否定した。

「そうではなくてよ。決してそうではありません。二人で暮して行く以上、大事なことだから本気で聞いて下さる方がいいわ。

　私はね、この頃貴方が判らないの。貴方の心持の中心が、生きて行く蕊《しん》が、私とまるで別な、遠い処にあるようで苦しいの。それは勿論」

彼女は、気を入れて聞き始めた保夫に説明した。

「同じような処もあってよ。同じに考えたり思ったりする事もあります。けれども、それは些細なことで、結局お互がどちらでもいいから、無意識に譲り合って行くのでそうなので、大元の処へ行くと、二つがすうっと離れねばならないようなの。お判りになる？　私の云うことが……。例えば、今、私がこんなことを云うまで、貴方一寸もそういう心持は感じていらっしゃらなかったでしょう？　自分が感じないばかりでなく、私が感じていることも、まるでお感じにならなかったでしょう？――それが離れていると私が云うところです」

「ふうむ。……然《しか》しそれは、君が僕の気持をよく理解しないからだろう。まだ――」

「そうかしら。――私は逆のように感じてよ。貴方は、私共が世間で認める通り夫婦で、外から見た条件がちゃんと調《ととの》っているのだけ知って安心していらっしゃるのじゃあないこと？　自分達の心の問題を放ぽり出して、他人のように外側だけ見て好い気になっているのは嫌よ。——私は根から安心したいのです。貴方と私とが、本当にここそというところを確《しっか》り持ち合って行きたいの」

（出典：『宮本百合子全集　第二巻』新日本出版社）

夫婦がお互いわかりあえない場面が描かれていますが、こちらは女性が言いたいことをはっきり相手に伝えています。

しかし「君が僕の気持をよく理解しないからだろう」と言う夫のことば。夫婦でも、いえ、夫婦だからでしょうか、お互いの気持ちをわかりあうのは、たいへん難しいことがわかります。

そして、もう一つ、こちらの夫婦も見てみましょう。

明日《あした》は天気《てんき》（二場《にば》）

岸田國士《きしだくにお》

夫　怖がっちゃ駄目だよ。水に親しむことが一番大事だ。泳ぐ泳がないは別として、波にからだを浮かす時の気持は、これや、一寸、類がないぜ。強《し》いて類を求めれば……。そうさな、おれたちがはじめて恋を語った日の、あの夢心地……。

妻　キザなことは言わないで下さい。

夫　どうしてキザなことだ。お前は、なんでも、それだからいけないんだ。物事を散文的にしか考えない。なるほど、われわれは、平生、無味乾燥な生活をしている。おれは朝から晩まで、紙とインキと算盤《そろばん》の中に頭を突っ込み、お前は、朝から晩まで、綻《ほころ》びと七輪《しちりん》の間を往復しているのだ。おれたちの間に、もう、夢というものはなくなっていた。

いや、夢どころじゃない。おれたちは、もう、自分自身の姿さえ見失っていたのだ。

妻　……。

夫　たまたま得た僅《わず》かの金と、僅かの暇とが、おれたちを、今、あれを見ろ、あの海のように、限りなく広い希望の前に立たせているのだ。おい、聴いてるか。

妻　……。

夫　おれたちは、今まで、これほど太陽に憧れた事があるか、近頃、おれが、これほど物に執着をもったことがあるか。お前も女だ。おれの心の中に、恐らく永遠に消えようとしていた情熱が、今、再び、燃え上りつつあるのを感じないのか。え、感じないのか。

妻　……。（ちらと夫の方を見る）

夫　どうして、そんなに不思議そうな顔をしておれを見るのだ。おれは、三日この方降り続く雨の為めに、気が狂ったのではない。

（出典：『岸田國士全集3』岩波書店）

この夫婦は、海の見える旅館の部屋の中にいます。外は雨。妻は友人にはがきを書き、夫は泳ぎたくてうずうずして部屋の中で泳ぐ真似をし、妻に泳ぎを教えてやると言います。それがこのシーンです。

妻の「……。」で表されているところに、心の声を入れてみましょう。心の声は、どんなセリフになりますか。「あ～ばかばかしい」「よくもまあ、そんなキザなことがいえますね」「あ～あきれた。あなたってそんなことを考えてるんですか」など、女性はたやすく妻の気持ちを想像できるかもしれませんが、男性は女性の心の声をどう入れるでしょうか。

こうやって、本を読みながら相手の気持ちを推察する訓練をすると、人の心の読み方が深まっていくことと思います。

名言

▼岡本太郎さんが「男女」って言う素敵な字を書いたの。男と女がくっついてひとつになって

るんだけど、男が上。だから「やっぱり男が上なのね」と言ったら、「そうだよ、いつだって女が支えてるんだ」って言うのよ。ちゃんとわかってらっしゃる。――岡本《おかもと》敏子《としこ》（岡本太郎のパートナーで養女）

▼女は深く見るが、男は遠くを見る。男にとっては世界が自分であり、女にとっては自分が世界である。――グラッベ（ドイツの劇作家）

夫婦円満のコツ

夫婦の形もいろいろあるものです。私くらいの年齢になると、ご主人が定年退職し、夫婦二人だけで旅行に出かけたり、一緒の趣味を始めたりするなど、うらやましくなるほど仲のよい夫婦もある一方、会社勤めをやめて家にいる夫の愚痴に終始している人がいることも事実です。

夫婦円満のコツはどこにあるのでしょうか。まずは映画監督であり俳優の伊丹十三《いたみじゅうぞう》の父親で、映画監督の伊丹万作のエッセイです。

わが妻《つま》の記《き》　伊丹万作《いたみまんさく》

行儀、ことにお作法はむちゃである。ねている亭主のところに来て、立ったまま話をする。枕の覆いを洗濯するとき、黙っていきなり私の頭の下から枕を引き抜く。私の頭は不意に三寸ばかり落下する。朝掃除に部屋へはいって来ると、まずそこらの畳の上にほうきをバタンと投げ出して、いきなりパタパタとはたきをかけ始める。これで娘時代相当にお茶をやったというのだから、あきれる。そして、彼女の言葉はまたそのお作法に負けないいくらいにものすごい。彼女の語彙《ごい》の中には敬語というものがいたって乏しい。しかし、来客に対しては何とかごまかして行くが、私と差し向かいになったら全然もういけない。

私は何とかしてこれを直そうと思い、数年間執念に戦ってみたが、遂に何の効もなく、これも結局こちらが根負けしてしまった。考えてみると、何とかして妻を自分の思うように変えてみたいという気持ちが私にある間、私の家ではあらそいの絶え間がなかった。しかし、そのようなことは所詮《しょせん》人間の力でできることではないと悟ってからはむだな努力を抛棄《ほうき》したから、今ではほとんどけんかがなくなってしまった。

つまり、亭主というものは、妻をもらうことはできるが、妻を作ることはできないものらしい。

（出典：『新装版 伊丹万作全集2』筑摩書房）

想像すると、思わずクスッと笑ってしまうエッセイです。

他人だった二人が一つ屋根の下で生活するようになれば、お互いの粗《あら》が見えたり、気にいらない行動や生活習慣が目についたりするものです。お互いの性格や長年で培われたことを直すことは、たいへん困難なことです。しかし、そうわかっていても相手に変わってもらいたい、自分の理想に近づけたいと、かなわぬ夢を描いてしまいがちです。

人を簡単に変えることはできません。人を変えたいと思うならまず自分が変わるしかありません。伊丹万作も妻を変えることをあきらめて、無駄な努力を放棄してから、喧嘩がなくなったとあるように、相手に対して、自分を変えることで喧嘩のない関係に変えたようですね。

ここに書かれているのは、妻に対する思いですが、実は子育てにも通じるところがあります。子どもの場合は、しつけとして子どもを教育することがあるでしょう。「いい子」に育てたいという親の願望。しかし子どもといえども、そう簡単におこないを正すことは難しいものです。

人は、人を自分の思い通りの枠にはめようとすると、枠からはみ出ている部分が気になります。それで、何とか枠の中に収めようとする。しかしそうすればするほど、相手は枠にはめようとする人に対し、もっと枠からはみ出してやろうと反発します。

このことを知っていれば、人を枠の中にはめてやろうという魂胆がなくなり、相手の個性を尊重することができるようになり、お互いの関係性はよくなります。

相手に不満があるなら、こちらの岡本かの子の「良人教育十四種」はいかがでしょうか。

岡本かの子は漫画家岡本一平《おかもといっぺい》の妻であり、芸術家岡本太郎の母であり、夫と恋人と三人の同居生活をしていました。十四種ある中から五種抜粋しました。

良人《おっと》教育《きょういく》十四種《じゅうよんしゅ》　岡本《おかもと》かの子《こ》

（2）短気な夫

しじゅうイライラしてちょっとのことにカンシャクを起《おこ》す。この性質に二つある。外では猫のようにおとなしく言うべきことも胸に畳《たた》み、そのシコリを家へ持越《もちこ》して爆発させるものと、もう一つはどこでも短気でカンシャクを起すのとである。前の方のは臆病《おくびょう》で気の毒な性質の人ゆえ、まあまあ我慢《がまん》して家でカンシャクを起さしてやるのが愛だが、後のは持《もち》前《まえ》の性質ゆえ修養《しゅうよう》とか信仰とかを勧めて、根本的に直すのが愛である。一《いっ》たい短気な人は速力《スピード》が気に入るのだから何でも手っ取り早く先手を打って、先に望むことをしてやれば悦《よろこ》ぶものだ。

(3) 病身《びょうしん》な夫

痼疾《こしつ》のあるのは別だが、そうでなくて年中あっちが悪い、こっちが悪いとぐずぐずしている人がある。多くは神経質で思い過《す》ごしの人に多い。一《いっ》しょになって心配してやらねば不親切だといってヒガむし、そうかといって心配すればキリが無《な》いし、仕末《しまつ》に悪い。心機《しんき》一転《いってん》ということもあるから、朗《たか》らかに奮闘《ふんとう》的な気持ちになれるよう、思い切って生活を革新《かくしん》するとか、強い刺撃《しげき》を与えて心境を変化させるとか、妻自身確信《かくしん》と元気を持って助勢《じょせい》するがいい。

(10) 大酒家《たいしゅか》の夫

何かほかの嗜好物《しこうぶつ》に転換させるか、もし万《ばん》不可能な時は、妻自身大酒をのむか、但《ただ》しはのみたる振《ふ》りで酔《よ》っぱらって困らせて見せるか、知人の大酔家を、夫のしらふの時に夫の眼の前へ連れて来て見せしめにするかです。

(11) 移り気の夫

正当に警戒《けいかい》し、懇願《こんがん》して見ても駄目《だめ》でしたら、妻自身も移り気の振りをして見せしめてやりなさい。それでもだめならあきらめるか、別れるか、どちらでも。

(12) 家にばかりいる夫

家にばかり夫がいて困るのでしたら、散歩や活動に妻が誘って御覧《ごらん》なさい。嫌だと云ったら妻一人、夫を家へうっちゃって出て寂しがらせて御覧なさい。手のない家でしたら、盛んにお使いでもおたのみなさい。

(出典:『岡本かの子全集　第十四巻』冬樹社)

「わが妻の記」に比べると、こちらは妻がもっと上手《うわて》に出ています。相手を知ったうえで、こちらの出方を考える。したたかでもあり、上手《じょうず》な処世術と言えそうです。

お互い感情的にならず、客観的に相手を観察し、自分も相手も人間はどこか欠けているのが正常なのだと思えるようになれば、気が楽になります。

夫婦の間で不満を持たないよう、二人の間のルールをつくった夫婦もいます。

世帯休業《せたいきゅうぎょう》

岸田國士《きしだくにお》

妻　第一に、我々夫婦は……。

夫　ちょっと待て、読んでみます。

我々夫婦は左の規約に基き、一週間の間、夫婦関係より生ずる一切の精神的物質的負担を排除す。

一、夫婦は互に相手の存在を無視し、行動の自由を保ち得べきこと

一、夫婦は何《いず》れも、現在の住所に起居する場合、談話応対等、全く従来の習慣を破毀《はき》し、総て別人としての待遇をうくべきこと

一、夫婦は、双方の自由意志又は家政一般に関する問題につき、如何なる場合といえども、助力、干渉、命令、相談、注文等をなさざること

一、夫婦の一方が、一家共同の名誉利益に反する行為をなし、又は故《こと》ら

相手に苦痛を与えんとする言動を犯したる時は、将来永久に夫又は妻としての権利を放擲《ほうてき》したるものと認む
一、夫婦の一方が、疾病《しっぺい》に罹《かか》りたるときは、隣人として看護の労をとること、ただし、体温三十八度以下の風邪、又は単に頭痛腰痛み等にありては、必要に応じ、薬を調達するのみをもって足れりとす
一、休業中と雖《いえど》も、金銭の支出は、毎月の予算を超過せざること、但し、炊事停止による丼物《どんぶりもの》の勘定は、この限りにあらず

（出典：『岸田國士全集5』岩波書店）

社会はルールで秩序が保たれています。家族という最小社会でも、ルールがあれば争いごとも起きにくくなるでしょう。そのルールづくりが難しいかもしれませんが、ルールをつくるためにお互い意見を吐き出せば、お互いの気持ちがよくわかり、よりよい関係が築けるかもしれません。

一方で、お互い意見を出し合った末に、やはり私たちはお互い別の道を歩んでいきましょ

うという結論に達することもあるでしょう。大事なことは、夫婦が「本音で話し合う」ということではないでしょうか。

名言

▼悪妻は百年の不作であるという。しかし、女性にとって悪夫は百年の飢《き》饉《きん》である。——菊池寛（作家）

▼君がいい妻を持てば幸福になるであろうし、悪い妻を持てば哲学者になるであろう。——ソクラテス（古代ギリシアの哲学者）

▼結婚する前には、両目を大きく開いて見よ。結婚してからは片目を閉じよ。——トーマス・フラー（イギリスの神学者・警句家）

第2章　時の流れ

記憶はあいまい

年齢を重ねると、過去を懐かしく思い出すことがよくあります。私が幼いころ、祖母が戦争のことを話しているのを聞いて、ものすごく古い時代の話をしているように思えたのと同じで、最近では昭和がもう「昔」という時代になり、令和の子どもたちにとっては、昭和時代の話は歴史の本を読むような感覚でしょう。

私は、忘れっぽいほうなので、ときどき「あなたが出演していた『オレたちひょうきん族』（1980年代のフジテレビの人気番組）でこんなことあったよね……」と話をされても、そんなことがあったっけ?とまったく記憶にないことが多く、他人に私の記憶をつくられているような気がすることさえあります。

ここでは、それぞれの人に刻まれている「記憶」についての話を読んでみます。

銀座《ぎんざ》アルプス　寺田寅彦《てらだとらひこ》

幼時の記憶の闇《やみ》の中に、ところどころぽうっと明るく照らし出されて、たとえば映画の一断片のように、そこだけはきわめてはっきりしていながら、その前後が全く消えてしまった、そういう部分がいくつか保存されて残っている。そういう夢幻のような映像の中に現われた自分の幼時の姿を現実のこの自分と直接に結びつけて考えることは存外むつかしい。それは自分のようでもあり、そうでないようでもある。自分と密接な関係のあることは確実であるが、現在の自分とのつながりがすっかり闇の中に没している。その、絶えているかつながっているかわからないようなつながりを闇の中に探り出そうとするときに、われわれは平素頼みにしている自分の理性のたよりなさを感じる。そうして人間の意識的生活というものがほんとうに夢か幻のようなものであるように思われて来るのである。そういう記憶の断片がはたしてほんとうにあったことなのか、それとも、いつかずっと後年になってから見た一夜の夢の映像の記憶を過去に投影したものだか、記憶の現実性がきわめて頼み少ないものになって来るのである。

（出典：『寺田寅彦随筆集　第四巻』岩波文庫）

自分の過去の映像を、YouTubeで見つけるとびっくりします。と同時に忘れていた自分に出会うことは、妙な気分です。まるで他人を見るような思いです。

寺田寅彦が書いているように、本当にあったことなのかと、目の前の映像の中の自分が今の自分と一致しないのです。20代30代の活動時期のことに、実感が持てないのです。あれは夢の中の出来事だったのではないかと思えるような、本当に不思議な感覚です。皆さんも、過去の自分の映っているビデオなどを見てそう思うことありませんか。

実際にあったことを動画で見せられても、それが現実だったとは思えないくらいですから、人の記憶は当てにならないものです。

自分の記憶と他人の記憶が異なることもよくあることです。思い違いをしていたり、記憶は書き換えられたりするものであるということを、人は心にとめておかなければいけません。

次は、そんな話です。

記憶《きおく》ちがい　辰野隆《たつのたかし》

その季節に足袋《たび》をはいているのは雪ちゃん以外にはなかったので、それがYにもNにも何となく異様に思われたのだった。Yにはその場の光景が五十年後の今でも、まざまざと浮んで来るのだが、それから先の記憶が少し覚《おぼ》つかない。次の瞬間には、Yは雪ちゃんを後から、しっかり抱えていた。Nは雪ちゃんの小さな白足袋を手に持っていた。足袋を無理に脱がされた雪ちゃんの左の足の小指が二股に岐《わか》れて、桃色の爪が二つ列《なら》んでいた。雪ちゃんはしくしく泣いていた。泣きやまなかった。目の前の水溜りの中には、雪ちゃんの草履の赤い鼻緒が濡れて、赤い色が水ににじんでいた。その時、見上げたNと見おろしたYの視線がはたと合った。当時十二歳の二人のいたずら小僧の顔には、驚愕とも当惑とも慙愧《ざんき》ともつかぬ異常な表情が現われていたに相違ない。そこで又記憶が中断されて、次の瞬間には、なお泣きやまぬ雪ちゃんが受持の女の先生に慰められながら去っていった後姿だけが、何時《いつ》までも忘れられぬ印象として残った。

「俺はあの日のことを想い出すと、悪い事をしてしまった、とつくづく思う。後年、幾度か医者に訊ねて、ああいう足の指は簡単な手術で治し得ると知って安心したが、それでも何処かに悔恨に似た気持が滓《かす》のように残っていた。」

「いや、それは少し覚えちがいじゃないか」とNが訂正した。

「雪ちゃんを抱いていたのは仲間のSで、足袋を脱がせたのはOだぜ。

俺たち二人は、傍で、不思議な足を見せられたので、只《ただ》ぼんやり眺めていたんだ。その時『そんなものを見るもんじゃありませんッ！』とかん高い声で、女の先生から叱られた。その声の鋭さと厳しさだけを俺は身に沁みて覚えているのだがね。君は、その時の見てはいけないものを見たという強い自責の念が、何時の間にか、自分が下手人《げしゅにん》だったという想像に変り、それが癖になって、ついに自分が手を下したと思い込み、俺まで仲間に引き入れてしまったのだ。とにかく、記憶ってものは変なものだな。」とNは、また呑気に笑って、盃を重ねた。

（出典：『日本の名随筆　別巻44　記憶』作品社）

二人の男性が、50年前のことを思い出して話しています。ところが、二人の記憶は違うものになっていました。この物語のようなことは、実際起こります。二人だけの会話では、どちらが正しいかは判断がつきかねます。記憶というものは、上書きされたりゆがめられたりすることがあるものなのです。

記憶は、自分を守るために、都合よく書き換えられることもしばしばあります。喧嘩ばかりしていた夫婦でも、どちらかが亡くなると、よかった記憶だけが思い出されたりします。また、記憶に残っていないような幼いときに経験したことを、他人が克明に話しているのを聞くことで、その状況がしっかり脳に刻みこまれて、まるで自分が覚えているかのような錯覚をすることもあります。

たとえば、私は小さいとき、座椅子で遊んでいて、それがいきなり前に倒れ、目と目の間を座卓の角に思い切りぶつけるということがありました。その傷は今でも深く残っています。当時の記憶は断片的ですが、母が繰り返しそのときのことを話すので、私の記憶はとてもあざやかな血の色と座卓の角の情景が、客観的に脳裏に焼きついてしまいました。記憶はあとからつくられていくこともあるのです。

自分の記憶が絶対正しいと思いこんでしまうと、他人と記憶に違いがあったとき、衝突することになりかねません。人の記憶はあいまいであり、事実がゆがめられて記憶されたり、自分に都合よく書き換えられたりすることがある。このことを知っていれば、自分の記憶を過信することもなく、他人と衝突することもなくなるでしょう。

回想録《かいそうろく》

高村光太郎《たかむらこうたろう》

又言うまでもないことだが、吾々《われわれ》の記憶というものも本当の事実に正確であるかどうかも甚だ覚束《おぼつか》ない。過去の事実を屡々《しばしば》記憶のうちに喚《よ》び醒《さま》しているうちに、吾々は回想の中にその事実を次第に潤色し、いつかそれが本当の事実だと記憶して了《しま》うような場合も少くない。子供の時分から私は屡々父の回顧談を聴いたが、父は同じ話を何度も繰返しているうちに、その細部などいつか変って来ていることもあった。話の調子に乗って語っている間に、実際に父の記憶がそういう風になって来ていたのであろう。実際、歴史というものは、そういう堆積《たいせき》なのかもしれない。無数の事実の中から一種の創造が行われているわけなのである。

（出典：『高村光太郎全集　第十巻』筑摩書房）

記憶の書き換えを、「一種の創造」と表現していますが、記憶は自分の頭の中で、自分の願望や感情による影響を受け、事実がいつの間にかつくり上げられてしまうことがあります。記憶を詩で表現した作家もいます。

記憶《きおく》　萩原朔太郎《はぎわらさくたろう》

記憶をたとえてみれば
記憶は雪のふるようなもので
しづかに生活の過去につもるうれしさ。
記憶は見知らぬ波止場をあるいて
にぎやかな夜霧の海に
ぽうぽうと鳴る汽笛をきいた。

記憶はほの白む汽車の窓に
わびしい東雲《しののめ》をながめるようで
過ぎさる生活の景色のはてを
ほのかに消えてゆく月のようだ。

記憶は雪のふる都会の夜に
しづかな建築の家根を這いまわる
さびしい青猫の影の影
記憶は分身のようなものだ。

（出典：『萩原朔太郎全集　第三巻』筑摩書房）

記憶は、心と体に密接な関係があります。皆さんもご存じのところでは「トラウマ（心的外傷）」や「認知症」ということばでしょう。過去の経験が災いして、身体に影響を及ぼす「トラウマ」と、アルツハイマー病その他の神経変性疾患《しっかん》、脳血管疾患その他の疾患により日常生活に支障が生じる程度にまで認知機能が低下した状態を言う「認知症」。その認知機能障害で最も多い中核症状が「記憶障害」です。

人には忘れたい記憶と、忘れたくない記憶があります。最後に、勇気づけられることばをここに記したいと思います。

名言

▼人は不快な記憶を忘れることによって防衛する。——ジークムント・フロイト（オーストリアの精神医学者）

▼よい記憶力はすばらしいが、忘れる能力はいっそう偉大である。——エルバート・ハバード（アメリカの作家）

必死になるとき

一生のうちで、何度か必死になるときがあるでしょう。それは背水の陣のような切羽詰まった状況のときかもしれませんし、大きな目標に向かっているときかもしれません。

全力で頑張ったという経験は、一生を通じて大きな宝となります。必死になれるということはありがたいことです。なぜなら、必死になる気力がない人は、そこから逃げるかあきらめるしかないのですから。

必死で頑張ったのに、結果は思うようでなかったとしても、やるだけのことをやったならば後悔はないし、その失敗は次につながります。

ここでは、人が必死になっている状況を描いた作品を読んでみましょう。

走《はし》れメロス　太宰治《だざいおさむ》

見よ、前方の川を。きのうの豪雨で山の水源地は氾濫《はんらん》し、濁流滔々《とうとう》と下流に集り、猛勢一挙に橋を破壊し、どうどうと響きをあげる激流が、木葉微塵《こっぱみじん》に橋桁《はしげた》を跳ね飛ばしていた。彼は茫然と、立ちすくんだ。あちこちと眺めまわし、また、声を限りに呼びたててみたが、繋舟《けいしゅう》は残らず浪に浚《さら》われて影なく、渡守《わたしも》りの姿も見えない。流れはいよいよ、ふくれ上り、海のようになっている。メロスは川岸にうずくまり、男泣きに泣きながらゼウスに手を挙げて哀願した。「ああ、鎮《しず》めたまえ、荒れ狂う流れを！　時は刻々に過ぎて行きます。太陽も既に真昼時です。あれが沈んでしまわぬうちに、王城に行き着くことが出来なかったら、あの佳《よ》い友達が、私のために死ぬのです。」

濁流は、メロスの叫びをせせら笑う如く、ますます激しく躍り狂う。浪は浪を呑み、捲き、煽《あお》り立て、そうして時は、刻一刻と消えて行く。今はメロスも覚悟した。泳ぎ切るより他に無い。ああ、神々も照覧あれ！　濁流にも負けぬ愛と誠の偉大な力を、いまこそ発揮して見せる。メロスは、ざんぶと流れに飛び込み、百匹の大蛇のようにのた打ち荒れ狂う浪を相手に、必死の闘争を開始した。満身の力を腕にこめて、押し寄せ渦巻き引きずる流れを、なんのこれしきと掻《か》きわけ掻きわけ、めくらめっぽう獅子《しし》奮迅《ふんじん》の人の子の姿には、神も哀れと思ったか、ついに憐《れん》愍《びん》を垂れてくれた。押し流されつつも、見事、対岸の樹木の幹に、すがりつく事が出来たのである。

（出典：『太宰治全集3』ちくま文庫）

三日のうちに王様のところに戻らなければ、自分の身代わりになってくれた親友が殺されてしまう。メロスは必死に走ります。ところが、川が氾濫して渡ることができません。目の前に広がる災害に、果敢に立ち向かう様子が克明な表現で書かれています。読んでいるだけでも、水の轟音《ごうおん》が聴《き》こえてくるようです。

メロスは素っ裸で、口から血をふきだしながら走ります。あり得ない創作話と思ってしまったら、これは喜劇になってしまう作品ですが、メロスが必死であるということの描写は見事です。

実際、「火事場の馬鹿力」ということばがあるように、人は必死なときは、普段以上の偉大な力を発揮できるものなのです。「最後まであきらめるな。死ぬ気でやれ」という強いメッセージを感じます。

そして、次は芥川龍之介作「トロッコ」です。トロッコに興味を持った子どもの良平は、ある日現場の人にお願いしてトロッコを押させてもらい、そして乗らせてもらいます。だいぶ長い距離を行き、日が暮れかかるころ「もう遅いから帰りな」と言われます。今来た長い長い線路の上を一人で歩いて帰らなければなりません。そのときの良平の心境を読んでみましょう。

トロッコ　芥川龍之介《あくたがわりゅうのすけ》

良平は殆《ほとん》ど泣きそうになった。が、泣いても仕方がないと思った。泣いている場合ではないとも思った。彼は若い二人の土工に、取って附けたような御時宜《おじぎ》をすると、どんどん線路伝いに走り出した。

良平は少時《しばらく》無我夢中に線路の側を走り続けた。その内に懐《ふところ》の菓子包みが、邪魔になる事に気がついたから、それを路側《みちばた》へ抛《ほ》り出す次手《ついで》に、板《いた》草履《ぞうり》も其処《そこ》へ脱ぎ捨ててしまった。すると薄い足袋《たび》の裏へじかに小石が食いこんだが、足だけは遥《はる》かに軽くなった。彼は左に海を感じながら、急な坂路《さかみち》を駈《か》け登った。時時涙がこみ上げて来ると、自然に顔が歪《ゆが》んで来る。――それは無理に我慢しても、鼻だけは絶えずくうくう鳴った。

竹藪の側を駈け抜けると、夕焼けのした日金山《ひがねやま》の空も、もう火照《ほて》りが消えかかっていた。良平は、愈《いよいよ》気が気でなかった。往《ゆ》きと返《かえ》りと変るせいか、景色の違うのも不安だった。すると今度は着物までも、汗の濡《ぬ》れ通ったのが気になったから、やはり必死に駈け続けたなり、羽織を路《みち》側《ばた》へ脱いで捨てた。

蜜柑畑へ来る頃には、あたりは暗くなる一方だった。「命さえ助かればーー」良平はそう思いながら、辷《すべ》ってもつまずいても走って行った。やっと遠い夕闇《ゆうやみ》の中に、村外れの工事場が見えた時、良平は一思《ひとおも》いに泣きたくなった。しかしその時もべそはかいたが、とうとう泣かずに駈け続けた。

（出典：『蜘蛛の糸・杜子春』新潮文庫）

窮地に追いやられたとき、人は泣くことができません。ショックが強すぎると、すべての感情が無になってしまいます。立ち止まっていられないで必死でもがいているときも、涙は出てきません。それだけ、心がはりつめているということです。

このあと「彼の家《うち》の門口《かどぐち》へ駈けこんだ時、良平はとうとう大声に、わっと泣き出さずにはいられなかった」とあります。ほっとして緊張がゆるんだとき、やっと泣けるようになります。

時には全身で頑張ることも必要ですが、そのあとは緊張をゆるめる時間をつくることも必要です。泣けない状況はつらいものです。「泣いていいんだよ」と声をかけることは誰でもできます。しかしそれは「泣けない状況である」「頑張らなければいけない状況である」ということを理解してあげることが大切です。そういう状態が長く続かないように、その状況からの解放のサポートが必要なのです。とても難しいことですけれど……。

続いては、夢の中の話です。

夢十夜《ゆめじゅうや》　第十夜《だいじゅうや》　夏目漱石《なつめそうせき》

女といっしょに草の上を歩いて行くと、急に絶壁《きりぎし》の天辺《てっぺん》へ出た。その時女が庄太郎に、ここから飛び込んで御覧なさいと云った。底を覗《のぞ》いて見ると、切岸《きりぎし》は見えるが底は見えない。庄太郎はまたパナマの帽子を脱いで再三辞退した。すると女が、もし思い切って飛び込まなければ、豚《ぶた》に舐《な》められますが好《よ》うござんすかと聞いた。庄太郎は豚と雲右衛門が大《だい》嫌《きらい》だった。けれども命には易《か》えられないと思って、やっぱり飛び込むのを見合せていた。ところへ豚が一匹鼻を鳴らして来た。庄太郎は仕方なしに、持っていた細い檳榔樹《びんろうじゅ》の洋杖《ステッキ》で、豚の鼻頭《はなづら》を打《ぶ》った。豚はぐうと云いながら、ころりと引《ひ》っ繰《く》り返《かえ》って、絶壁の下へ落ちて行った。庄太郎はほっと一《ひ》と息接《いきつ》いでいるとまた一匹の豚が大きな鼻を庄太郎に擦《す》りつけに来た。庄太郎はやむをえずまた洋杖を振り上げた。豚はぐうと鳴いてまた真逆様《まっさかさま》に穴の底へ転《ころ》げ込んだ。するとまた一匹あらわれた。この時庄太郎はふと気がついて、向うを見ると、遥《はるか》の青草原《あおくさはら》の尽きる辺《あたり》から幾万匹か数え切れぬ豚が、群《むれ》をなして一直線に、この絶壁の上に立っている庄太郎を目懸《めが》けて鼻を鳴らしてくる。庄太郎は心《しん》から恐縮した。けれども仕方がないから、近寄ってくる豚の鼻頭を、一つ一つ丁寧《ていねい》に檳榔樹の洋杖で打っていた。不思議な事に洋杖が鼻へ触《さわ》りさえすれば豚はころりと谷の底へ落ちて行く。覗《のぞ》いて見ると底の見えない絶壁を、逆《さか》さになった豚が行列して落ちて行く。自分がこのくらい多くの豚を谷へ落したかと思うと、庄太郎は我ながら怖《こわ》くなった。けれども豚は続々くる。黒雲に足が生《は》えて、青草を踏み分けるような勢いで無尽蔵《むじんぞう》に鼻を鳴らしてくる。

（出典：『夏目漱石全集10』ちくま文庫）

夢の中の不思議な話が綴られた「夢十夜」。第一夜から第十夜まで、一話完結の短編なのですが、この第十夜に登場する庄太郎は第八夜にも登場する人物です。

正太郎が嫌いな豚は何を意味するのでしょうか。読む人によって、解釈が分かれるところです。最初は一匹を仕方なく退治したのに、次から次へと現れる豚を必死で谷底につき落とす庄太郎。

夏目漱石はこの小説で何を伝えたかったのか。深読みをする必要はないという意見と、深読みをすると漱石の隠されたメッセージが見つかるという意見に分かれる作品ですが、ご興味があれば、朝日新聞に連載されたこの「夢十夜」、第一夜からお読みください。

名言

▼人間に必要なのは困ることだ。絶体絶命に追い込まれたときに出る力が本当の力です。――本田《ほんだ》宗一郎《そういちろう》（ホンダの創業者）

▼遠回りをする者もいれば、近道を行く者もいる。だれもが自分なりのやり方で、どうにか運命を生き抜こうとしているのだ。他人に出来るのは、やさしく思いやりを持って、しんぼう強く接すること。それだけだ。――ヘンリー・ミラー（アメリカの作家／『南回帰線』）

▼涙とともにパンを食べたことのない者には、人生の本当の味はわからない。ベッドの上で泣きあかしたことのない者には、人生の本当の安らぎはわからない。――ゲーテ（ドイツの詩人・作家／『絶望名人カフカ×希望名人ゲーテ 文豪の名言対決』頭木弘樹編訳）

沈黙の裏にある心

「沈黙は金なり」ということばがありますが、時と場合によります。余計なことはしゃべらないほうがいいということもある一方、会話の途中の沈黙はなんとも居心地の悪いものです。しかし、なぜ「雄弁は銀、沈黙は金」と、沈黙のほうが価値があるとされるのでしょうか。人は、黙りつづけることのほうがつらく、難しいからでしょうか。沈黙の価値とはどんなものでしょうか。

「沈黙」を扱っているこちらの小説を読んでみましょう。

杜子春《とししゅん》　芥川龍之介《あくたがわりゅうのすけ》

閻魔大王《えんまだいおう》は鬼どもに、暫《しばら》く鞭《むち》の手をやめさせて、もう一度杜子春の答を促しました。もうその時には二匹の馬も、肉は裂け骨は砕けて、息も絶え絶えに階《きざはし》の前へ、倒れ伏していたのです。

杜子春は必死になって、鉄冠子《てっかんし》の言葉を思い出しながら、緊《かた》く眼をつぶっていました。するとその時彼の耳には、殆《ほとん》ど声とはいえない位、かすかな声が伝わって来ました。

「心配をおしでない。私たちはどうなっても、お前さえ仕合せになれるのなら、それより結構なことはないのだからね。大王が何と仰《おっしゃ》っても、言いたくないことは黙って御出《おい》で」

それは確《たし》かに懐しい、母親の声に違いありません。杜子春は思わず、眼をあきました。そうして馬の一匹が、力なく地上に倒れたまま、悲しそうに彼の顔へ、じっと眼をやっているのを見ました。母親はこんな苦しみの中にも、息子の心を思いやって、鬼どもの鞭に打たれたことを、怨《うら》む気色《けしき》さえも見せないのです。大金持になれば御世辞を言い、貧乏人になれば口も利かない世間の人たちに比べると、何という有難い志でしょう。何という健気《けなげ》な決心でしょう。杜子春は老人の戒《いまし》めも忘れて、転《まろ》ぶようにその側へ走りよると、両手に半死の馬の頸《くび》を抱いて、はらはらと涙を落しながら、「お母《つか》さん」と一声を叫びました。…………

（出典：『蜘蛛の糸・杜子春』新潮文庫）

「杜子春」は学生の時代に教科書で読んだ方も多いと思います。仙術の修行をしたいと考えた杜子春は、仙人に頼みます。すると仙人は峨眉山《がびさん》に杜子春を連れて行き、絶壁の下で待っているように言います。そして、その間いろいろな魔性が現れるけれど、決して声を出してはいけないと伝えます。

杜子春は「命がなくなっても、黙っています」という覚悟で、どんな魔性や閻魔大王が現れても、決して声を出さなかったのですが、みすぼらしい馬になった両親が鞭うたれるのを見たとき、母親の声が聞こえ、遂に「お母さん」と声に出して叫んだのでした。

黙りつづけるということがいかにつらいかがわかります。声は、人間の感情の表れです。黙りつづけていた人が、声を発するとき、発せられたそのことばに大きな意味があります。

続いての作品も、沈黙の後に注目です。

生《う》まれいずる悩《なや》み　有島武郎《ありしまたけお》

私が言いたい事だけをあけすけに言ってしまうと、君はしばらく黙りつづけていたが、やがて口のすみだけに始めて笑いらしいものを漏らした。それがまた普通の微笑とも皮肉な痙攣《けいれん》とも思いなされた。

それから二人はまた二十分ほど黙ったままで向かい合ってすわりつづけた。

「じゃまた持って来ますから見てください。今度はもっといいものをかいて来ます」

その沈黙のあとで、君が腰を浮かせながら言ったこれだけの言葉はまた僕を驚かせた。まるで別な、初《うぶ》な、素直な子供でもいったような無邪気な明るい声だったから。

不思議なものは人の心の働きだ。この声一つだった。この声一つが君と私とを堅く結びつけてしまったのだった。

（出典：『小さき者へ・生まれいずる悩み』岩波文庫）

「私」の家を、ある日中学生の少年が訪れました。少年はぶっきらぼうに自分の絵を見てもらいたいと言います。「私」はその絵を見て驚きます。少しの修練も経てはいないし幼稚な技巧ではあったけれども、その中には不思議に力がこもっていたからです。

「くだらない出来だ」と自分の仕事を軽蔑するように言う彼に、一種の反感をおぼえましたが、彼の作品を褒《ほ》めます。じっと絵を見つめていると、少年が「そいつはどこん所が悪いんです」と言うので、「私」は絵に関することを正直に伝えます。そのあとの場面がこの文章です。

「私」が「たいへんいいじゃありませんか」と褒めているのに、「そいつはどこん所が悪いんです」と聞く少年。だから「私」はあけすけに言いたいことを言ったのです。

それまで少年は、「不機嫌そう」「ぶっきらぼう」「意地っ張りな目つき」「自分を冷笑《あざわら》うような冷ややかな表情」であったのに、長い沈黙の後の一言は「無邪気な明るい声」でした。その声一つが君と「私」とを堅く結びつけてしまったのでした。

このときの声が、それまでと変わらないぶっきらぼうな声だったら、「私」の心にさほど残らなかったでしょう。声が変わったということは、沈黙の間に彼の心の中に大きな変化があったということです。

先ほどの杜子春の黙っているのとは違って、この「沈黙」は単に声を発しない時間というのではなく、彼が考えている時間だったのです。

小説では、沈黙の後に発せられることばに焦点が当てられます。

同じ芥川龍之介の『蜘蛛の糸』の中に、悪事を働いた犍陀多《かんだた》という男が蜘蛛の糸を見つけて、地獄へ来てから**「何年にも出した事のない声で、『しめた。しめた。』と笑いました。」**というくだりがあるのですが、私は朗読するたびに、いったいどんな声なのだろうと想像をめぐらせます。このときの犍陀多は、蜘蛛の糸を見つけ、嬉しさのあまり思わず声を発したのでしょう。

角田《かくた》光代《みつよ》の小説『口紅のとき』（求龍堂）の中の「79歳」にも印象深いシーンがあります。ずっと黙りつづけていた79歳の女性が、口紅を塗ってもらった自分の顔を見て、若いときの自分を回想し、そして、最後に「**ありがとう。待ってる。私はずいぶんと久しぶりに、自分の声を聞いた。**」とあります。

どちらも、ずっと黙っていた人が、感情の大きな動きで思わず声を発してことばを出した瞬間です。

長く自分の心の中にだけとどめていた思いが、外界に放たれる瞬間の声。これこそが、真実の声なのです。

せっかちな母親が、子どもの返事が遅いからと待てないで自分でなんでも一方的に話しかける場面をときどき見かけます。

私もかつてはそんな母親でした。でも、子どもが黙って考えている時間が大切なのです。親は、じっと辛抱強く子どもの答えを待たなければいけません。子どもに考える時間を与えなくてはいけないのです。

声は正直です。声はことば以外の情報を相手に伝えます。しかし、声もことばもない「沈黙」という状態も、音のないコミュニケーションとなります。

ニコラス・スパークス『きみに読む物語』（雨沢泰訳　アーティストハウス）にはこんな一節があります。

「**沈黙は神聖だ。なぜ人同士を引きつけるかというと、心やすまる関係を結んでいる者だけが、何も言わずにすわっていられるから。**」

『きみに読む物語』は年老いた夫婦の愛が描かれて、ベストセラーになった小説ですが、お互い黙っていても心が通じ合っている夫婦の愛が読み取れます。夫婦だから、お互い気心が知れた仲だから沈黙の時間も尊い時間なのです。

一方、あまり知らない人との沈黙は、お互い何を考えているかわからないので、苦痛です。なにか会話を進めたいのに話題がない。とりあえずお天気の話をしてみるけれど、間が持たない。そんなとき会話のない時間が異常に長く感じられます。

そんな経験は、私にもあります。沈黙がいやなので、どうでもいい話を一生懸命して疲れてしまいます。そのときの沈黙の間、お互いの頭の中は「話題がない、何を話せばいいのかわからない」で共通しているのでしょう。

次の話は、お見合いで、やはり何を話せばいいかわからない二人の場面です。

幸福《こうふく》の彼方《かなた》　林芙美子《はやしふみこ》

信一はきちんと背広を着て窓のところへ坐っていた。仲人格の吉尾が、禿げた頭を振りながら不器用な手つきで寿司や茶を運んで来た。

「絹子さん、寿司を一つ、信一さんにつけてあげて下さい」

そう言って、吉尾は用事でもあるのか、また階下へ降りて行ってしまった。寿司の上をにぶい羽音をたてて大きい蝿《はえ》が一匹飛んでいる。絹子はそっとその蝿を追いながら、素直に寿司皿のそばへにじり寄って行って小皿へ寿司をつけると、その皿をそっと信一の膝の上へのせた。信一は皿を両手に取って赧《あか》くなっている。絹子はまた割箸を割ってそれを黙ったまま信一の手へ握らせたのだけれども、信一はあわててその箸を押しいただいていた。

ふっと触れあった指の感触に、絹子は胸に焼けるような熱さを感じていた。

信一を好きだと思った。

何がどうだと言うような、きちんとした説明のしようのない、みなぎるような強い愛情のこころが湧いて来た。

信一は皿を膝に置いたまま黙っている。

硝子戸《がらすど》越しにビール会社の高い煙突が見えた。絹子は黙っているのが苦しかったので、小皿へ醤油を少しばかりついで、信一の持っている寿司皿の寿司の一つ一つへ丁寧に醤油を塗った。

「いや、どうも有難う……」

醤油の香りで、一寸《ちょっと》下を向いた信一はまた赧くなってもじもじしていた。絹子は信一をいいひとだと思っている。何かいい話をしなければならないと思った。そうして心のなかには色々な事を考えるのだけれども、何を話してよいのか、少しも話題がまとまらない。


（出典：『林芙美子全集　第十五巻』文泉堂出版）

お見合いの席で黙ったままの信一。絹子は黙っているのが苦しくて、醤油をついだのですが、このときの醤油が二人の結婚につながります。

なぜこのとき信一が黙っていたか、なぜ醤油に感動したか。このあと心の内が描かれていきます。黙っていたら、お互いの心のうちはわかりあえません。お互いがわかりあおうと思ったら、やはりことばが必要なのです。

先ほどの『きみに読む物語』のように、お互い黙っていても心が通じ合うような間柄になるには、それ相応の時間を共有し、安心感のある人間関係を築くことが必要なのでしょう。

名言

▼沈黙は口論よりも雄弁である。——トーマス・カーライル（イギリスの歴史家）

▼しばらくふたりで黙っているといい。その沈黙に耐えられる関係かどうか。——キルケゴール（デンマークの哲学者）

「死」について

健康であるときには気づかなかったことが、病気になってはじめて気づくことがあります。多くの作家が、病気になったときの心情を吐露《とろ》しています。正岡子規は病《やまい》に伏して、亡くなる二日前まで、そのときの心情を『病牀六尺』に書き残しています。その中から、まさに自分に迫っている「死」と向き合っている場面を読んでみましょう。

病牀六尺《びょうしょうろくしゃく》　十六
正岡子規《まさおかしき》

病勢が段々進むに従って何とも言われぬ苦痛を感ずる。それは一度死んだ人かもしくは死際にある人でなければわからぬ。しかもこの苦痛は誰も同じことと見えて黒田如水《くろだじょすい》などという豪傑さえも、やはり死ぬる前にはひどく家来を叱りつけたということがある。この家来を叱ることについて如水自身の言いわけがあるが、その言いわけは固《もと》より当《あて》になったものではない。畢竟《ひっきょう》は苦しまぎれの小言《こごと》と見るが穏当であろう。陸奥《むつ》福堂《ふくどう》も死際には頻《しき》りに細君を叱ったそうだし、高橋自恃居士《じじこじ》も同じことだったというし、して見ると苦しい時の八つ当りに家族の者を叱りつけるなどは余《よ》一人ではないと見える。越後の無事庵というは一度も顔を合したことはないが、これも同病相憐《あいあわれ》む中であるので、手紙の上の問い訪づれは絶えなかったが、ことし春終《つい》に空しくなってしもうた。その弟の、人《ちゅうじん》その遺子木公《もっこう》と共に近頃わが病床を訪づれて、無事庵生前の話を聞いたが、かくまでその容体の能《よ》く似ることかと今更に驚かれる。一、二の例を挙ぐれば、寸時も看病人を病床より離れしめぬ事、凡《すべ》て何か命じたる時にはその詞《ことば》のいまだ絶えざる中に、その命令を実行せねば腹の立つ事、目の前に大きな人など居れば非常に呼吸の苦痛を感ずる事、人と面会するにも人によりて好きと嫌いとの甚《はなは》だしくある事、時によりて愉快を感ずると感ぜざるとの甚だしくある事、敷蒲団《しきぶとん》堅ければ骨ざわり痛く、敷蒲団やわらかければ身が蒲団の中に埋もれてかえって苦しき事、食いたき時は過度に食する事、人が顔を見て存外に痩《や》せずに居るなどと言われるのに腹が立ちて火箸《ひばし》の如く細りたる足を出してこれでもかと言うて見せる事、凡《およ》そこれらの事は何一つ無事庵と余と異なる事のないのは病気のためとは言え、不思議に感ぜられる。この日はかかる話を聞きしために、その時まで非常に苦しみつつあったものが、遽《にわか》に愉快になりて快き昼飯を食うたのは近頃嬉しかった。

無事庵の遺筆など見せられて感に堪えず、われも一句を認《したた》めて遺子木公に示す。

鳥の子の飛ぶ時親はなかりけり

（出典：『病牀六尺』岩波書店）

正岡子規は病気で亡くなった人の話を聞いて、自分もまったく同じだと感じます。つまり、それは自分も死ぬんだろうなと思った瞬間でしょう。その話を聞いたとき、それまで非常に苦しみつつあったものが、にわかに愉快になったとあります。

その心境は、同じ経験をした人にしかわからないものなのかもしれません。そして、亡くなった無事庵の遺筆を見て、自分も一句つくるところが、子規らしい生き方なのだと思います。「死」と向き合っているのに、残された命に対する「生」を感じます。

続いては、病気を苦に死のうと考えている男の話です。

いのちの初夜《しょや》　北條民雄《ほうじょうたみお》

まだ蟬《せみ》の声も聞こえぬ静まった中を、尾田はぽくぽくと歩きながら、これから後自分はいったいどうなって行くのであろうかと、不安でならなかった。真黒い渦巻の中へ、知らず識らず墜《お》ち込んで行くのではあるまいか、今こうして黙々と病院へ向かって歩くのが、自分にとっていちばん適切な方法なのだろうか、それ以外に生きる道はないのであろうか、そういう考えが後から後からと突き上がって来て、彼はちょっと足を停めて林の梢《こずえ》を眺めた。やっぱり今死んだ方が良いのかもしれない。梢には傾き初めた太陽の光線が若葉の上を流れていた。明るい午後であった。

病気の宣告を受けてからもう半年を過ぎるのであるが、その間に、公園を歩いている時でも街路を歩いている時でも、樹木を見ると必ず枝ぶりを気にする習慣がついてしまった。その枝の高さや、太さなどを目算して、この枝は細すぎて自分の体重を支えきれないとか、この枝は高すぎて登るのに大変だなどという風に、時には我を忘れて考えるのだった。木の枝ばかりでなく、薬局の前を通れば幾つも睡眠剤の名前を想い出して、眠っているように安楽往生をしている自分の姿を思い描き、汽車電車を見るとその下で悲惨な死を遂げている自分を思い描くようになっていた。けれどこういう風に日夜死を考え、それがひどくなって行けば行くほど、ますます死にきれなくなって行く自分を発見するばかりだった。今も尾田は林の梢を見上げて枝の具合を眺めたのだったが、すぐ貌《かお》をしかめて黙々と歩き出した。いったい俺は死にたいのだろうか、生きたいのだろうか、俺に死ぬ気が本当にあるのだろうか、ないのだろうか、と自ら質《ただ》してみるのだったが、結局どっちとも判断のつかないまま、ぐんぐん歩を早めていることだけが明瞭に判るのだった。

（出典：『いのちの初夜』角川文庫）

病気を苦に死のうと思うのですが、そのとき、こんな思いが尾田の頭をよぎります。

……**「今」俺は死ぬのだろうかと思い出した。「今」どうして俺は死なねばならんのだろう、**

「今」がどうして俺の死ぬ時なんだろう、すると「今」死ななくても良いような気がして来るのだった。……

病気はつらいものです。つらさ故、死にたくなるときもあるでしょう。それでも死ぬことはできません。病気を患《わずら》っている人の苦しみが伝わってきます。と同時に、「死」を考えているときには、同時に「生」も考えていることがわかります。

次は、「死は出発である」と書いているこの作品です。

青年《せいねん》の思索《しさく》のために　下村湖人《しもむらこじん》

人生は不断の出発であります。生れた時が出発であるばかりでなく、それからの刻一刻が新しい出発であります。眠る時間はそうでもなかろうという人があるかも知れませんが、それも明日を用意しつつあるという意味で、まぎれもなく出発であります。健康な眠りは健康な明日への出発を意味し、不健康な眠りは不健康な明日への出発を意味するのであります。

こうして出発は死の間際までつづきます。たえ間なくつづきます。では、出発は死と共に終るかというと、決してそうではありません。人間にとっては、死もまた一つの出発であります。いや、人によっては、死こそ、その人にとって最も偉大な出発であるとさえいえるのでありま す。たとえば、ソクラテスが毒盃を仰いでたおれた瞬間のごとき、また キリストが十字架上で息をひきとった瞬間のごとき、世にも荘厳な、たとえようもないほど飛躍的な出発であり、永遠の生命への突入であったのであります。

（出典：『青年の思索のために』新潮文庫）

「死」の捉え方もさまざまです。死と向き合っている人の苦痛はいかばかりか想像するだけでもつらいものですが、愛する人の死を経験した人の悲しみ、苦しみも同じように深いものです。

そのために遺された人は、「亡くなった人は天国に行く」「仏さまになる」「魂は生きつづける」など、宗教や俗信を信ずることで、自分の心を守るのです。

私は、子どものころ読んだ「青い鳥」のおばあさんのセリフが心に残っていて、今でもそれを信じて心の安らぎにしています。

亡くなったおじいさんとおばあさん、そして生きている兄の会話です。

青《あお》い鳥《とり》　メーテルリンク　楠山正雄《くすやままさお》編

おばあさん　どうしてもっと度々《たびたび》来てくれないのさ。来てくれるとほんとにうれしいんだよ。もう長いこと、みんなわたしたちを忘れてしまっているんだよ。だから誰にも会えないじゃないか。

兄　来たくっても来られないんだもの、おばあさん。今日は妖女のおばあさんがよこしてくれたんです。

おばあさん　いいえ、わたしたちはいつでもここにちゃんとして、生きている世の中の人たちの会いに来てくれるのを待っているんだよ。だがみんなほんのたまにしか来ないんだもの。この前お前たちが来たのは、あれはいつだっけね、そうそう十一月一日の万聖節《ばんせいせつ》だった。お寺の鐘が鳴っていたから。

兄　万聖節ですって。うそだあ、僕たちあの日は風邪をひいて、どこへも出やしなかったもの。

おばあさん　そうかい、でもお前たち、その日はわたしのことを思い出したろう。

兄　ああ。

おばあさん　ねえ、ほら、お前たちが思い出してさえくれれば、いつでもわたしたちは目が覚めて、またお前たちに会えるんだよ。

兄　なんだ、それだけでいいの。
おばあさん　でもまあ、お前、そのくらいのことは知っておいでだろう。
兄　ううん、知らないよ。
おばあさん　〔おじいさんに〕まあ、あきれますねえ、みんなまだ知らないんですとさ。じゃあ、あちらではまだ何にもわかっていないのかしら。
おじいさん　わたしたちのいた時と変わりはないいな。生きている人間に他の世界の話をさせると、ずいぶん馬鹿なことを言うからなあ。
兄　おじいさんたち、いつでも眠っているの。
おじいさん　うん、うん、たんと眠るよ。眠っているうちに、生きている人間がわたしたちのことを考えてくれると、すぐ目が覚める。いやもう人間の世の中をおしまいにしてしまって、ゆっくり眠るのはいいものだよ。だが、時々目を覚ますのも楽しみだよ。

（出典：『世界童話宝玉集　新訂版「青い鳥」』楠山正雄編　富山房企畫）

亡くなった人は、元気になって生きている。そしていつも思い出すことで会うことができる。迷信じみていますが、私はこれを信じて、毎日仏壇に手を合わせています。

「死」は暗いものと捉えがちですが、「死」を考えることで「生きる」ことを考える。死の先には、あらたなスタートがある、そう感じさせてくれる作品をご紹介しました。

名言

▼重要なのは病から癒《い》えることではなく、病みつつ生きることだ。——アルベール・カミュ（フランスの作家／『シーシュポスの神話』）

▼「老い」を経験できるというのは、ここまで生かしていただいたからこそ、です。——綾小路《あやのこうじ》きみまろ（漫談家／『人生は70代で決まる』）

第3章　心のとびら

「欲」について

人が持つ欲にはさまざまな種類があります。心理学者のアブラハム・マズローは人間の欲求を5段階の発達階層で考えました。

まず、人が生きるために必要な基本的な欲求として、本能的な食べる、眠る、排せつするなどの「生理的欲求」が生まれ、続いて身の安全や安定を求める「安全欲求」、これが満たされると、自分を受け入れてくれる仲間や集団を求める「所属欲求」「愛情欲求」があらわれ、他人から認められたい、尊敬されたいという「承認欲求」や「自尊の欲求」が続きます。そして最後に、自らの才能や能力、可能性を開発したいという「自己実現欲求」が生まれるという考えです。

そう考えると、「欲」のない人間は存在せず、「欲」そのものは悪ではないことがわかります。向上心があるから成長する、食欲があるから元気が出る、お金の欲があるから働こうという意欲がわく。欲とうまくつきあえば、いいことずくめです。

さて、そんな欲にまつわる話です。

愚《おろ》かな男《おとこ》の話《はなし》

岡本《おかもと》かの子《こ》

「或《あ》る田舎に二人の農夫があった。両方共農作自慢の男であった。或る時、二人は自慢の鼻突き合せて喋《しゃ》べり争った末、それでは実際の成績の上で証拠を見せ合おうという事になった。それには互に甘蔗《かんしょ》を栽培して、どっちが甘いのが出来るか、それによって勝負を決しようと約束した。

ところで一方の男が考えた。甘蔗は元来甘いものであるが、その甘いものへもって来て砂糖の汁を肥料としてかけたら一層甘い甘蔗が出来るに相違ない。これは名案々々！　と、せっせと甘蔗の苗に砂糖汁をかけた。そしたら苗は腐ってしまった」

（中略）

「何か勲功《てがら》があったので褒美《ほうび》に王様から屠《ほふ》った駱駝《らくだ》を一匹貰《もら》った男があ

った。男は喜んで料理に取りかかった。なにしろ大きな駱駝一匹料理するのであるから手数がかかる。切り剖《さ》く庖丁はじき切れなくなって何遍も研《と》ぎ直さねばならなかった。男は考えた。こう一々《いちいち》研ぎ直すのでは手数がかかってやり切れない。一遍に幾度分も研いどいてやろう。そこで男は二三日がかりで庖丁ばかり研ぎにかかった。

かくて、庖丁の刃金《はがね》は研ぎ減り、駱駝は暑気に腐ってしまった」

（出典：『岡本かの子全集2』ちくま文庫）

どちらも欲をかいた結果、失敗に終わった話です。

これは本当に愚かな話でしょうか。私はそうは思いません。利益になることを考える、というのは自然なことです。そして、この話に出てくる男は、自分で考え、すぐに行動していることから、発想力と行動力を身につけている男性だと思われます。

ただ、その先がどうなるかまでわからなかったのは、経験や知識があまりなくて、予見できなかったということなのでしょう。しかし失敗は成功のもと。この失敗を糧《かて》にすれば、次は成功するかもしれません。

欲自体は悪いものではないのですが、強欲、欲張りとなると話は別です。欲が深すぎて悪事をはたらけば、その報いは自分に返ってきます。日本の昔話には、勧善懲悪、欲張りは懲《こ》らしめられる物語が多くあります。

それではここで、欲張り爺《じい》さんが登場する昔話を読んでみましょう。

花咲《はなさ》かじじい　楠山正雄《くすやままさお》

むかし、むかし、あるところに、おじいさんとおばあさんがありました。

正直《しょうじき》な、人のいいおじいさんとおばあさんどうしでしたけれど、子どもがないので、飼犬《かいいぬ》の白《しろ》を、ほんとうの子どものようにかわいがっていました。白も、おじいさんとおばあさんに、それはよくなついていました。

すると、おとなりにも、おじいさんとおばあさんがありました。このほうは、いけない、欲《よく》ばりのおじいさんとおばあさんでした。ですから、おとなりの白をにくらしがって、きたならしがって、いつもいじのわるいことばかりしていました。

ある日、正直おじいさんが、いつものようにくわをかついで、畑をほりかえしていますと、白も一緒《いっしょ》についてきて、そこらをくんくんかぎまわっていましたが、ふと、おじいさんのすそをくわえて、畑のすみの、大きなえのきの木の下までつれて行って、前足で土をかき立てながら、

「ここほれ、ワン、ワン。ここほれ、ワン、ワン」

となきました。

「なんだな、なんだな」

と、おじいさんはいいながら、くわを入れてみますと、かちりと音がし

て、穴のそこできらきら光るものがありました。ずんずんほって行くと、小判《こばん》がたくさん、出てきました。おじいさんはびっくりして、大きな声でおばあさんをよびたてて、えんやら、えんやら、小判をうちのなかへはこび込みました。

正直なおじいさんとおばあさんは、きゅうにお金持ちになりました。するとおとなりの欲ばりおじいさんが、それをきいてたいへんうらやましがって、さっそく白をかりにきました。正直おじいさんは、人がいいものですから、うっかり白をかしてやりますと、欲ばりおじいさんは、いやがる白の首になわをつけて、ぐんぐん、畑のほうへひっぱって行きました。

「おれの畑にも小判がうまっているはずだ。さあ、どこだ、どこだ」といいながら、よけいつよくひっぱりますと、白は苦しがって、やたらに、そこらの土をひっかきました。欲ばりおじいさんは、「うん、ここか。しめたぞ、しめたぞ」といいながら、ほりはじめましたが、ほっても、ほっても出てくるものは、石ころやかわらのかけらばかりでした。それでもかまわず、やたらにほって行きますと、ぷんとくさいにおいがして、きたないものが、うじゃうじゃ、出てきました。欲ばりおじいさんは、「くさい」とさけんで、鼻をおさえました。そうして、腹立ちまぎれに、いきなりくわをふり上げて、白のあたまから打ちおろしますと、かわいそうに、白はひと声「きゃん」とないたなり、死んでしまいました。

（出典：『むかし　むかし　あるところに』童話屋）

このあとは、皆さんもご存じのお話です。正直なおじいさんは白を土に埋め松を植えました。その松はみるみる大きくなったので、その木で臼《うす》をつくります。臼を使ってお餅をつくと、そこからお米が増えます。

それを見ていて欲張り爺さんは臼をかりて餅をつきますが、臼からは汚いものがうじゃうじゃ出てきます。怒った爺さんは臼を薪《まき》にして燃やしてしまいます。正直なおじいさんは、その灰を持ち帰りますと、風がふいてその灰が庭にまかれ、その灰をかぶった木は、一斉に花を咲かせます。

それならばと、桜の木にもまいて花を咲かせていると、通りかかってそれを見ていたお殿様が、おじいさんにご褒美《ほうび》を与えます。欲張り爺さんが同じように灰をまくと、お殿様の鼻に灰が入り、怒ったお殿様は欲張り爺さんをひもで縛り、牢屋にいれてしまいます。

自分の利益だけを考え、悪いことをするような欲深い人間は最後に懲らしめられるという、因果応報の物語です。

「すべての悩みは欲から生まれる」ということばがあります。

今の自分に満足できないから悩む。ほしいものが手に入らないから悩む。人に嫌われるのが怖くて悩む。ＳＮＳのフォロワーが増えないから悩む。すべて自分の欲望が満たされないから不満に思い、悩むのです。そしてその悩みはストレッサーとなり、心と体に影響を及ぼすことにもなりかねません。

欲には自分を高める欲と自分を追いつめる欲があります。思い悩んでいるときには、一度無欲の状態にすると心がラクになることでしょう。

続いては、三人の息子たちにそれぞれ嘘をついて本意を聞き出した資産家の父親の話です。長者である父親は、子どもたち一人一人を呼びだし、「私には秘密がある」と言って話をします。長男には「もうすぐ破産する」、次男には「自分は病気で長くは生きられない」、三男には「お前には妹がいる」と。それを聞いた子どもたちのとった行動は、父親のことなど考えず、自身のわがままな欲に満ちたものでした。

それを知った父親はどうなったでしょうか。

三《みっ》つの嘘《うそ》――近代伝説《きんだいでんせつ》――　豊島与志雄《とよしまよしお》

やがて悪夢からさめたかのように、ぶるぶると首筋を震わして、突然わーっと大声を立てました。泣いてるのか笑ってるのか分らない大声で、なお喚《わめ》き続けながら、そこの壁に頭をどしんどしんぶっつけました。唐草模様の美しい紙ではられてる壁面がまるく凹《へこ》むかと思えるほど、頭をぶっつけ、狂人のように喚き立て、卓子の上の五彩の花瓶が転り落ちて、微塵にくだけ、大きな響きを立てました。

その物音を聞きつけて、執事がやって来ますと、元は紙毯の上に死んだように横たわっていました。

執事は召使たちを呼び、元を寝室に運び、酢をわった水でその額を冷してやりました。

元は身動きもしないで寝ていましたが、ふと眼を開き、ぐるりと室の中を見廻して、そして叫びました。

「私は孤独だ。私はもう死ぬ。財産もいらない。愛情もいらない。世の中もいらない。私はもう死ぬ。」

ぷっつりと言葉を切って、眼玉をぐるりとさして、瞼《まぶた》を閉じました。

それきり静かになりました。呼吸も静かでした。突然眠ってしまったかのようでした。

執事は一切のことが腑におちないかのように、ゆるく頭を振りました。そして暫《しばら》く、寝息のように静かな元の呼吸を窺《うかが》っていましたが、また頭を振って、後退りしながら室から出てゆきました。

それから三日後に、元は脳溢血《のういっけつ》で倒れ、そのまま息を引取りました。その死体のそばで、一英と二英と三英とは、大声を張りあげ大粒の涙を流して、歎き悲しんだそうであります。


（出典：『豊島与志雄著作集　第四巻』未来社）


いくらお金や資産があっても、子どもたちの言動に失望した父親は、孤独を感じ、生きる希望を失います。最後に子どもたちが父親の死体のそばで嘆き悲しんだのも、どのような思いから嘆き悲しんだのかはわかりません。

人間の欲は、際限のないものです。そんな中、欲のない人、足ることを知っている人もいます。

高瀬舟《たかせぶね》　森鷗外《もりおうがい》

喜助《きすけ》はことばをついだ。「お恥ずかしい事を申し上げなくてはなりませぬが、わたくしは今日《こんにち》まで二百文《もん》というお足《あし》を、こうしてふところに入れて持っていたことはございませぬ。どこかで仕事に取りつきたいと思って、仕事を尋ねて歩きまして、それが見つかり次第、骨を惜しまずに働きました。そしてもらった銭《ぜに》は、いつも右から左へ人手に渡さなくてはなりませせなんだ。それも現金で物が買って食べられる時は、わたくしの工面《くめん》のいい時で、たいていは借りたものを返して、またあとを借りたのでございます。それがお牢《ろう》にはいってからは、仕事をせずに食べさせていただきます。わたくしはそればかりでも、お上《かみ》に対して済まない事をいたしているようでなりませぬ。それにお牢を出る時に、この二百文をいただきましたのでございます。こうして相変わらずお上の物を食べていて見ますれば、この二百文はわたくしが使わずに持っていることができます。お足を自分の物にして持っているということは、わたくしにとっては、これが始めでございます。島へ行ってみますまでは、どんな仕事ができるかわかりませんが、わたくしはこの二百文を島でする仕事の本手《もとで》にしようと楽しんでおります。」こう言って、喜助は口をつぐんだ。

(出典：『山椒大夫・高瀬舟』岩波文庫)

病気の弟は、兄の喜助にお金の工面をしてもらっていることを申しわけないと思い、早く死んで兄に楽をさせたいと自殺を試みます。しかしうまく死ねず、喜助に喉にささった剃刀《かみそり》を抜いてくれるよう頼みます。

苦しんでいる弟を見てたまらなくなり、弟のいう通りにすると、弟は死んでしまいました。それで、喜助は殺人の罪でつかまりましたが、遠島(島流し)になります。護送を命じられて高瀬舟に同乗した羽田庄兵衛は喜助に今の思いをたずねます。それがこのシーンです。

庄兵衛は「足る」を知り、まったく欲のない喜助を見て、考えます。

「庄兵衛はただ漠然《ばくぜん》と、人の一生というような事を思ってみた。人は身に病があると、この病がなかったらと思う。その日その日の食がないと、食ってゆかれたらと思う。万一の時に備えるたくわえがないと、少しでもたくわえがあったらと思う。たくわえがあっても、またそのたくわえがもっと多かったらと思う。かくのごとくに先から先へと考えてみれば、人はどこまで行って踏み止まることができるものやらわからない。それを今目の前で踏み止まって見せてくれるのがこの喜助だと、庄兵衛は気がついた。」

そして、庄兵衛は喜助の弟殺しについても考えます。

「弟は剃刀《かみそり》を抜いてくれたら死なれるだろうから、抜いてくれと言った。それを抜いてやって死なせたのだ、殺したのだとは言われる。しかしそのままにしておいても、どうせ死ななくてはならぬ弟であったらしい。それが早く死にたいと言ったのは、苦しさに耐えなかったからである。喜助はその苦《く》を見ているに忍びなかった。苦から救ってやろうと思って命を絶った。それが罪であろうか。殺したのは罪に相違ない。しかしそれが苦から救うためであったと思うと、そこに疑いが生じて、どうしても解けぬのである。」

『高瀬舟』は、「足るを知ること」と「安楽死」をテーマにしている小説です。安楽死もには「死ぬことで楽になりたい」という欲望です。たいへん重いテーマですが、「人間」を考えるにはとてもよい作品ですので、興味があれば全編お読みください。

名言

▼人間は欲に手足のついたものぞかし。——井原西鶴《いはらさいかく》（江戸時代の浮世草子作者）

▼人間は皆薄情です。私が大金持になった時には、世辞も追従《ついしょう》もしますけれど、一旦貧乏になって御覧なさい。柔《やさ》しい顔さえもして見せはしません。——芥川龍之介（作家／「杜子春」）

▼人間生きるから死ぬまで持って生れた身体が一つである以上は、せいぜい自分一人のためにのみ、慾ばった生き方をすべきである。——坂口安吾《さかぐちあんご》（作家／「枯淡の風格を排す」）

物を大切にする心

心が満たされたとき、人はしあわせを感じます。それは、物欲に関しても言えます。ほしいものが手に入ったときの幸福度は誰でも想像できますが、逆にほしいものが手に入らないと、心が満たされず不幸に感じるときがあります。

いま自分が所有しているものに満足できれば、物欲で悩まされることはありません。いま、自分の手元にあるもの、自分が手にいれているものの価値を見直すとしあわせに気づくこともあります。

ものにあふれた現代、いま一度「もの」のありがたさや、物を大切にすることを考えてみませんか。

物《もの》を大切《たいせつ》にする心《こころ》　種田山頭火《たねださんとうか》

S夫人はインテリ女性であった。社交もうまく家政もまずくなかった。

一見して申分のないマダムであったけれど、惜《おし》むらくは貧乏の洗礼を受けていなかった。とあるゆうべ、私はその家庭で意外な光景を見せつけられた。――洗濯か何かする女中が水道の栓をあけっぱなしにしているのである。水はとうとうとして溢れ流れる。文字通りの浪費である。それを知らぬ顔で夫人は澄ましこんでいるのである。――女中の無智は憐《あわれ》むべし、夫人の横着は憎むべし、水の尊さ、勿体《もったい》なさ……気の弱い私は何ともいえないでその場を立ち去った。

彼女もまた**罰あたり**である。彼女は物の**ねうち**を知らない。貨幣価値しか知らない。大粒のダイアモンドといえども握飯一つに如《し》かない場合があることを知らない。

大乗的見地からいえば、一切は不増不減であり、不生不滅である。浪費も節約もなく、有用も無駄もない。だが、人間として浪費は許されない。人間社会に於《お》いては無駄を無くしなければならない。物の価値を尊び人の勤労を敬まわなければならないのである。

常時非常時に拘《かかわ》らず、貴賤貧富を問わず、私たちの生活態度は斯《か》くあるべきであり斯くあらざるを得ない。

物そのもののねうち、それを味うことが生きることである。物そのものがその徳性を発揮するところ、そこが仏性現前の境地である。物の徳性を高揚せしめること、そのことが人間の**つとめ**である。

（出典：『山頭火随筆集』講談社文芸文庫）

出家し、つつましく生きた俳人、種田山頭火のことばには、こんなものもあります。

「**マッチ一本を大切にする心は太陽の恩恵を味解する。日光のありがたさを味解する人は一本のマッチでも粗末にはしない**」

「1円を笑うものは1円に泣く」ということわざがありますが、これは貨幣価値でモノを見る人への戒《いまし》めでもあり、物を粗末にする人への箴言《しんげん》でもあります。

物のねうちを知っている人は、人間が本当に大切にしなければいけないものを知っている人です。高価なダイアモンドだから大切なのではありません。貨幣価値ではないところでの物のねうちを知っている人は、生きることの本当の意味を知り価値を知っている人。そのような人は、人をも大切にします。物の徳性を知っている人は、人の徳性を知っています。

そのような人は、肩書や身分で人の価値を決めることもないでしょう。

続いては、物を大切にしている人の物語です。

人間《にんげん》と湯沸《ゆわ》かし　小川未明《おがわみめい》

すすけた湯沸かしは、お勝手もとの冷たい板の間に置かれたときに、お竹はその湯沸かしを見て、かわいそうになりました。なぜなら、一日よく働いて、自分の身をきれいにする暇もなかったからです。それにくらべると、茶だなの上に飾られてある銀の湯沸かしや、たばこ盆や、その他のきれいな道具たちは、一日働きもせずに、じっとしていて、それでも、みんなに大事にされていました。そのことを考えると、彼女は、このよく働く湯沸かしが、かわいそうでならなかったのでした。

「ほかの人が、おまえをばかにしても、わたしだけはかわいがってあげるわ。ほんとうに、おまえばかりは、毎朝、わたしといっしょに起きて、いっしょに、よく働いてくれるのだもの。こんなにみんなのためにつくしていて、それでばかにされる道理はないはずだわ。ほかの道具たちこそ、怠けたり、ぼんやりして遊んでいたり、平常《へいぜい》はなんの役にもたたなくていばっているのだから、しゃくにさわってしまう。ほんとうに、おまえの気持ちのわかるのは、この家《うち》では、わたしばかりかもしれないわ。」

といって、彼女は、湯沸かしをなぐさめたのであります。

（出典：『定本小川未明童話全集　5』講談社）

銀の食器やきれいな道具たちは、働きもしないのに大事に扱われています。一方、毎日使われているすすけた湯沸かしは粗末にされている。それを見ているお竹のことばは、湯沸かしに対してのことばですが、これは人間社会に当てはめて考えることができます。身分の高い人たちとあくせく働く労働者。小川未明のこの作品は、物への感謝の気持ちとともに、人間社会の風刺も含まれていると考えられます。

物への感謝といえば、朝日新聞への投稿で大反響を呼んだ河崎啓一《かわさきけいいち》さんの「感謝離《かんしゃり》」ということばがあります。感謝の気持ちを持って手放すことを意味します。元は遺品整理でのことばです。物を処分するときに物に対して「ありがとう」ということばは、物とともに過ごした思い出に対しての感謝の気持ちです。

また、物はその物だけで存在しません。つくり手、運び手、売り手、使い手など、物が出来上がり、私たちの手に届くまでに多くの人が存在するということを忘れてはいけません。すべての人たちに「ありがとう」なのです。

こんなことを言うと、きれいごとだと思うかもしれませんが、戦争や被災で当たり前に身の周りにあったものが手に入らない経験をした方たちは、物に対して深い感謝の気持ちを持っていることと思います。

物が手に入らない経験をした方は、「物がある」ということのありがたみを、より一層感じることができるのです。

続いては、食べ物を大切にする話です。

料理《りょうり》は道理《どうり》を料《はか》るもの

北大路魯山人《きたおおじろさんじん》

ある時、板場へ降りて行ってみると、ふろ吹き大根をつくるというので、勇敢に大根の皮を剝《む》いている。皮だから捨ててしまえばそれまで、糠味噌へ入れれば漬けものになるし、そのほか、工夫次第でなんにでも重宝に使える。

こんなことを廃物利用と人は呼んでいるが、大根の皮の部分というものは、元来、廃物ではない。廃物だと言うのは、料理知らずのたわごとである。皮の部分にこそ、大根の特別な味もあり栄養もある。だから、元々、皮を剝いて料理すべきものではない。皮を剝く場合は、お客料理としての体裁か、また、大根が古くて皮が無価値になっている場合とかにかぎるのである。そこのところが分らない料理人は、なんでも皮を剝いてしまう。私は鎌倉で、大根を食う場合は、いつでも畑から抜きたてのものを用いる。もちろん、そういう新鮮な大根は、皮などもったいなくて剝けるものではない。

その道理の分らない無教養な料理人は、鎌倉で抜きたての大根をあてがっても、皮を剝いてしまう。食う相手が私である場合には、そんなもったいないことをしてはいけないと言って、いつも教えてやるのだが、もちろん、相手にもよる。半可通《はんかつう》のお客が来ていれば、そのお客に合わして皮を剝くのも、ときには必要となろう。だが、大根の皮は、貴重なものであるということを、初めから呑み込んでいるのでなければ、ほんとうの料理人とは言えない。料理の憲法を学ばない輩《やから》は困ったものだ。

（出典：『魯山人味道』中公文庫）

大根の皮は、剝いて生ごみにされるご家庭が多いのではないでしょうか。植物は表皮の内側に栄養分があるということを知っていても、つい皮を剝いてしまいます。いちばん栄養価値が高い皮を廃棄するのは、たいそうもったいないことなのです。

物の価値を知らないということは、普段の生活の中でも多くの無駄を生じていることがわかります。

名言

▼雨を感じられる人間もいるし、ただ濡れるだけの奴らもいる。――ボブ・マーリー（ジャマイカのミュージシャン）

▼どんなことにも教訓はある。君がそれを見つけられるかどうかさ。――ルイス・キャロル（イギリスの作家、代表作『不思議の国のアリス』）

信心について

困難にぶつかってどうしていいかわからないとき、まっ暗なトンネルの中にいるような状況で自分を見失っているとき、将来のことを考えると不安になるときなど、自分だけでは解決の糸口が見つからないと、占いに頼りたくなることがあります。日本人は占いが好きなようで、朝の情報番組でも「今日のあなたの運勢」というコーナーがあったり、雑誌でも「今月の運勢」などが掲載されたりしています。

すべての人がそれらの占いをまるごと信じているとは思いませんが、何か迷いが生じたり、ここぞというときは、占いを自分の決断の一助に活かしている方は多いと思います。私もやる気のない日に「今日は体を休めましょう」などと書いてあるのを見ると大義名分、そうだ、今日は何もしない日にしようと自分に都合よく考えるようにしています。

そういう意味で、占いはちょっとした心の癒《いや》しどころになっていたり、迷っているときのアドバイザーになっていたりすることがあります。占いに限らず、人は神仏に祈ったり、験《げん》を担いだり、迷信を信じたりすることがあります。

もちろん、まったくそういうものを信じないで、強く生きていられる方も多くいらっしゃることでしょう。けれど、正月に神社や仏閣に参拝する人が多いことや、年末に占いの本が多数書店に並ぶところを見ると、何かに頼りたいと思っている人は多いと思われます。

ここではそんな信じる心に触れたものを読んでいきます。

易者《えきしゃ》の哲理《てつり》　萩原朔太郎《はぎわらさくたろう》

すべての人々は、未来を予知できない故に生きながらえてる。だれがわざわざ、自殺するために易者の店を訪《と》うだろうか。逆に却《かえ》って人々は、星占学の辻占《つじうら》から、未来の漠然たる幸福――幸福があるだろうという運命の予約――を期待して居る。そしてまた（皮肉なことには）いやしくも易者を訪うほどのすべての人は、過去にも現在にも不運であり、それ故にまた将来の幸運さえも、概して予想できないところの人々である。

すべての易者と星占家（家相家や、人相見や、八卦師《はっけし》や）は、こうした彼等の所謂亡者《いわゆる》どもを済度《さいど》するため、矛盾にも此処で前説を豹変し、逆に今度は、意志の自由が運命を支配すること、自覚と心がけとによって、何人も意識的に人相を変え、悪しき手相を善き手相にし、自由に運命を支配し得ることを弁解する。かくも辻ツマの合わない非論理を、彼等は平然として言うのである。「宿命のプログラムは、星の運行と共に決定されてる。だが人々は、それを予め自覚することによって、来るべき災難を未然に防ぎ、大厄を小厄にし、幸運のチャンスを捉え、すべてに於《お》て《い》将来を賢明に用意し得る」と。それからして演繹《えんえき》し、彼等一流の運命開拓法を説くのである。「君の今度の旅行は、東南に向って出発なさい。必ず幸運が待って居り、一挙にして大金が手に這入《はい》る。君の過去の不幸は、丑寅《うしとら》の方位に当る南天の樹の祟《たた》りであった。よろしく速かに伐りなさい。必ず運命が一新する」等々。げに易者の哲理ほど、都合よく詭弁《きべん》されたものはない。

（出典：『日本の名随筆82　占』作品社）

詭弁というのは、道理に合わないことを強引に正当化しようとする弁論、もっともらしく見せかけた虚偽の論法のことです。

萩原朔太郎は、易者の言うように「運命は決定されてる」のに、「自覚と心がけによって、誰でも意識的に運命を変えることができる」と矛盾したことを言っているので、最後に詭弁という言葉を使っているのでしょう。

私は占いの原理は深く知りません。運命論者でもありません。でも、心が折れそうになったときやどうしても自分の将来が不安になったときに、手相占いをしてもらったり、神社や仏閣で手を合わせおみくじを引いたりします。

占いは当たるも八卦、当たらぬも八卦です。ことばは自分の心持ち次第でどうにでも解釈できるものなので、凶であっても大吉であっても、その内容は自分に都合よく考えるようにします。

心のよりどころ、気休めとして利用すれば心によい効果をもたらします。ただし、運命を脅《おびや》かすような発言をし、そこから逃れるためにはこの壺《つぼ》を買いなさい、祈禱《きとう》をしなさいなどといって大金を要求する占い師や宗教は、人の心の弱みにつけこんだ悪徳商法かもしれませんから、くれぐれもご注意ください。

続いては、そんな「信心」について書かれたものです。

大菩薩峠《だいぼさつとうげ》　椰子林《やしばやし》の巻《まき》　中里介山《なかざとかいざん》

なるほど、お角さんという人は、信心者は信心者に相違ないけれども、その信心たるや、あまりに広汎にして色盲に近く、その祈念たるや、あまりに現実的にして取引に近いだけのものです。それは熱田神宮《あつたじんぐう》へ参詣して、そっと茶店の女中に耳打ちして、「この神様は何にきく神様なの」とたずねて女中を面喰わしたことでもわかります。ドコの荒神様《こうじんさま》を信心すれば金談がまとまるとか、ドコの聖天様《しょうてんさま》は縁結びにあらたかだということは、江戸府内ならば大抵は暗記していて、おのおのその時と事件に合わせることを心得ての信心ですから、いわば神仏に信心を捧げて置いて、それからお釣を取ろうという信心なのです。そうかといって、その信心を捧げた神様仏様がお釣をくれないからと言って、それを怨《うら》むようなことは微塵《みじん》もなく、それはちょうどこの時分に、神様が御不在であったり、さらずば自分の信心の仕方に足りないところがある。己《おの》れの信心の誠意は自ら疑うことはないが、その作法に何ぞ神様仏様のお気に召さないことがあって、それでお聞入れにならないから信心が届かない、こう信じているのだからかえって己れを直《なお》くすというわけで、この点では、やはり功利以上に超越した信心者の名を許して、さしつかえがないと言わなければなりません。

（出典：『大菩薩峠20』ちくま文庫）

神様仏様を信じるも信じないもその人次第です。たとえば、私は仏壇を購入したときの仏壇屋さんの「仏壇がある家は、仏様がお守りくださるので安心です」という一言で、今日も安心して暮らしています。

自分の心の健康のためだけの信心はよいけれど、決して他人にその考えを押しつけたり、他人を巻きこんではいけません。信じるものは人それぞれなのですから。お互いの信心を尊重し合えば、他人ともいい関係が築けるというものです。

信念や信仰について、仏教研究家の岡本かの子はこう書いています。

仏教《ぶっきょう》人生読本《じんせいどくほん》　岡本《おかもと》かの子《こ》

第三課　飽くまで生き抜く力

飽くまで生き抜く力は、人間にひとりでに備わっている力です。それは病気を癒す力が患者にひとりでに備わっていると同様です。しかし、私たちは不断、それに気付きません。患者が自分の身体中にある病気恢復力を知らずにいるようなものです。その恢復力を医者が取出してそれを使って病気を癒してくれます。しかし私たちの不断の生活において誰も、医者も、私たちの飽くまで生き抜く力を取出してはくれません。それは自分で取出さねばなりません。自分自身の信念信仰（そういう力が世の中に、また自分の中にあるということを信じて疑わないのみならず、体験にまで持ち来すこと）によって呼び寄せるのです。

信念とか、信仰とかは井戸掘り機械です。いくら豊富なその力（飽くまで生き抜く力）が私たちの上に備わっていても、ただのままでは、地下何百尺の地下水のようなものです。あることだけは知っていても、それを取出す方法を講じなくては何の役にも立ちません。機械によって井戸を掘り、はじめて地下水は私たちの役に立ちます。すなわち信念とか信仰によって体験に持ち来されるに及んではじめて私たちの飽くまで生き抜く力となるのです。

しかし、中には危険な思想も存在します。続いては、迷信についてです。

（出典：『仏教人生読本』中公文庫）

千人針《せんにんばり》　寺田寅彦《てらだとらひこ》

どの途《みち》迷信は人間にはつきものであって、これのない人はどこにもない。科学者には科学上の迷信があり、思想家には思想上の迷信がある。迷信でたちの悪いのは国を亡《ほろぼ》し民族を危うくするのもあり、あるいは親子兄弟を泣かせ終《つい》には我身を滅ぼすのがいくらでもある。

（中略）

日清日露戦争には厳島《いつくしま》神社のしゃもじが流行したように思う。あれは「めしとる」という意味であったそうである。千人針にもついでに五銭白銅を縫付け「しせんを越える」というおまじないにする人もあるという話である。これも後世のために記録しておくべき史実の一つである。いずれにしても愛嬌《あいきょう》があって、そうして何らの害毒を流す恐れのないのみならず、結果においては意外に好果をも結び得る種類の事柄である。これに反してどんなにもっと恐ろしい色々の迷信が今の世に行われて、そのためにどんなに恐ろしい害毒を流しているか、そっちの方が実に大切な問題だという気がする。国家国民の将来を危うくするような迷信が眼前の日本に流行してはいないか。よくよく心を落付けて反省してみなければならない

（出典：『寺田寅彦全集　第七巻』岩波書店）

昔から伝えられている迷信は数多くあります。それを信じる信じないは自分次第。迷信を信じることで、自分の心が軽くなるとか、気分がアップする、やる気が出るというのなら、迷信を信じればいいと思います。人に害を与えない迷信なら問題ないでしょう。しかし、寺田寅彦の言う通り、中には害を与える危険な迷信もあるので、気をつけてほしいものです。

ここでご紹介した作品が、信心・信仰を客観的に考えるきっかけになればと思います。

名言

▼人を信じよ、しかし、その百倍も自らを信じよ。――手塚治虫《てづかおさむ》（漫画家）

▼心というものは、それ自身一つの独自の世界なのだ。地獄を天国に変え、天国を地獄に変えうるものなのだ。――ジョン・ミルトン（イギリスの詩人）

相手を思う気持ちが生む悲劇

人間社会で生きていくには、他人《ひと》のことを思いやる気持ちは大切です。相手の身になって考えることを「思いやり」と言いますが、他人の気持ちを１００％完全に知ることはできるはずはなく、相手の心情の憶測でしかありません。

たとえば、知り合いの人が病気で入院したという知らせを聞いたら、皆さんはどういう行動をとりますか？　その人との距離感にもよるでしょうが、「お見舞いに行かなくちゃ」と考える人もいれば、「お見舞いは迷惑だろう」と考える人もいます。「とりあえずＬＩＮＥで様子を聞こう」と思う人もいれば、「体調が悪いから今はＬＩＮＥを控えよう」とか「友達の多い人だからＬＩＮＥがうるさく鳴ったらかわいそう」「一言心配していることを知らせて返信不要と送っておこう」など、相手のことを思いやる気持ちはいろいろな考えや行動に及びます。

普段から密に接していれば、その人の性格や考え方がわかるので、彼女だったら寂しがり屋だからお見舞いに行こうとか、彼女は人から心配されたり気をつかわれたりするのを好まない人だから、そっとしておこうとか、その人に合った対応をするのが、本当の思いやりだと言えます。

また親切心というものも、行きすぎると「おせっかい」となって、かえって相手の迷惑になることもあるので要注意です。

相手への思いやりが皮肉な結果になってしまったという物語を書くのが上手なのが、アメリカの小説家オー・ヘンリーです。相手のことを考えて行動したつもりが、裏目に出てしまったというこの物語から読んでみましょう。

魔女《まじょ》のパン

オー・ヘンリー　山本《やまもと》ゆうじ訳

ミス・マーサ・ミーチャムは、街角の小さなパン屋をやっている。とんとんとんと、階段を三段上がって扉を開けると、ベルがちりんちりんと鳴る、そんな店だ。

ミス・マーサは四十歳で、通帳には二千ドルの預金があり、差し歯を二つと、いわゆる同情心を持ち合わせていた。もっと結婚運に恵まれない女性でさえ結婚していく中で、彼女はずっと独身でいた。

ミス・マーサは、このところ、週に二、三度店に来る、ある客に興味をひかれていた。眼鏡をかけた中年の男で、とび色のあごひげは、先まで丁寧に刈り込まれている。

言葉には強いドイツ語なまりがあった。ところどころすり切れた服には、つくろいがしてあり、しわが寄って、だぶだぶのところもある。けれど身ぎれいにしていて、とても礼儀正しかった。

男はいつも、古いパンを二個買っていった。焼き立てのパンは一個五セントで、古いパンは二個で五セントだ。男は、いつも古いパンのほうしか買おうとしなかった。

あるとき、ミス・マーサは男の指に赤と茶色の汚れがついているのをみつけた。それで、男がとても貧しい絵描きなのだと確信した。屋根裏部屋に住んで絵を描き、古いパンを食べては、ミス・マーサのパン屋のもっといい食べ物のことを思い浮かべているに相違なかった。
ミス・マーサは、骨付き肉と、ジャムを塗ったふんわりとしたロールパンの食事をすませ、お茶を飲みながら、このおいしい食事をご一緒できたら、とため息まじりに考えた。あの礼儀正しい画家が、すきま風が入る屋根裏部屋で、固くなったパンに何もつけずに食べる姿を思い浮かべる。前にも言ったが、ミス・マーサは同情心にあふれていたのだ。

（出典：“Witches' Loaves” © 山本ゆうじ）

この同情心にあふれたミス・マーサが、この後どういう行動をとったでしょう。擦り切れてつくろいのある洋服を着て、いつも安い古いパンを買っていく男を見て、「もっといい食べ物のことを思い浮かべているに相違ない」と思ったのです。
ミス・マーサは同情心のある人ですから、美味しいパンを食べさせてあげたいと思い、次に男がパンを買いに来たときに、こっそりパンの中にバターを入れました。きっと男は喜ぶに違いないと空想していたのですが、男は怒り狂って店に戻ってきます。男は、古いパンを食べるためではなく、設計図を書くために使っていたのです。バターが入っていたために、その設計図は台無しになってしまいました。

ミス・マーサの勝手な思いこみによるおせっかいが、男を絶望的な気持ちにさせてしまいました。

　ここまでのことはなくとも、似たようなことは日常起こっているのではないでしょうか。相手のことを思って先走ってやったことが、かえって裏目に出てしまったり、サプライズで計画したことが、喜ぶどころかかえって相手を動揺させてしまったり。

　思いこみは、恐ろしいものです。相手を本当に喜ばすためには、まず相手の気持ちを知ること、確かめることが大切です。仕事でもそうです。言われたことだけをやっていればいいのに、上司に相談もせず気を利かせて先回りしてやったことが、褒められるどころか叱られるということは実際あることです。

　そして、こちらはご存じの方も多いと思いますが、お互いの愛情が皮肉な結末になってしまった物語です。

賢者《けんじゃ》の贈《おく》り物《もの》

オー・ヘンリー　結城浩《ゆうきひろし》訳

　包みの中には櫛《くし》が入っていたのです——セットになった櫛で、横と後ろに刺すようになっているものでした。その櫛のセットは、デラがブロードウェイのお店の窓で、長い間あがめんばかりに思っていたものでした。美しい櫛、ピュアな亀甲《きっこう》でできていて、宝石で縁取りがしてあって——売ってなくなった美しい髪にぴったりでした。その櫛が高価だということをデラは知っていました。ですから、心のうちでは、その櫛がただもう欲しくて欲しくてたまらなかったのですけれど、実際に手に入るなんていう望みはちっとも抱いていなかったのです。そして、いま、この櫛が自分のものになったのです。けれども、この髪飾りによって飾られるべき髪の方がすでになくなっていたのでした。

しかし、デラは櫛を胸に抱きました。そしてやっとの思いで涙で濡れた目をあげ、微笑んでこう言うことができました。「わたしの髪はね、とっても早く伸びるのよ、ジム！」

そしてデラは火で焼かれた小猫のようにジャンプして声をあげました。

「きゃっ、そうだ！」

自分がもらう美しい贈り物をジムはまだ見ていないのです。デラは手のひらに贈り物を乗せ、ジムに思いを込めて差し出しました。貴金属の鈍い光は、デラの輝くばかりの熱心な気持ちを反射しているかのようでした。

「ねえ素敵じゃない？　町中を探して見つけたのよ。あなたの時計にこの鎖をつけたら、一日に百回でも時間を調べたくなるわよ。時計、貸してよ。この鎖をつけたらどんな風になるか見たいの」

デラのこの言葉には従わず、ジムは椅子にどさりと腰を下ろし、両手を首の後ろに組んでにっこりと微笑みました。

「ねえデラ。僕達のクリスマスプレゼントは、しばらくの間、どこかにしまっておくことにしようよ。いますぐ使うには上等すぎるよ。櫛を買うお金を作るために、僕は時計を売っちゃったのさ。さあ、チョップを火にかけてくれよ」

（出典："The Gift of the Magi" © 1999 Hiroshi Yuki）

貧しい夫婦は、クリスマスのプレゼントを買うお金がありませんでした。デラは自分の自慢の大切な髪の毛を売って、ジムの時計の鎖を買います。ジムは大切な時計を売って、デラが前から欲しがっていた、デラの美しい髪に似合う櫛を買います。

お互いサプライズでプレゼント交換をするはずが、櫛に似合う髪はなく、鎖をつける時計もなかったのでした。

自分の最も大切なものを犠牲にしてまで相手に贈り物をして喜ばせたいと思う気持ち。これは尊い心です。ところが、実際はお互い相手をがっかりさせることになります。まったく皮肉な結末で、実際合理的ではない愚かなプレゼント交換に思えるかもしれません。

ではなぜタイトルが「賢者の贈り物」（原題「The Gift of the Magi」）なのか。

諸説ありますが、イエスの誕生時に東方の賢者が贈った贈り物のように心のこもった尊い贈り物であったと考えると納得がいきます。

オー・ヘンリーの作品、もう一つ有名な作品をご紹介します。

最後《さいご》の一枚《いちまい》の葉《は》

オー・ヘンリー　結城浩《ゆうきひろし》訳

「ちょっと話したいことがあるのよ、白ねずみちゃん」とスーは言いました。「今日、ベーアマンさんが病院で肺炎のためお亡くなりになったの。病気はたった二日だけだったわ。一日目の朝、下の自分の部屋で痛みのためどうしようもない状態になっているのを管理人さんが見つけたんですって。靴も服もぐっしょり濡れていて、氷みたいに冷たくなっていたそうよ。あんなひどい晩にいったいどこに行ってたのか、はじめは想像もできなかったみたいだけど、まだ明かりのついたランタンが見つかって、それから、元の場所から引きずり出されたはしごが見つかったのよ。それから、散らばっていた筆と、緑と黄色が混ぜられたパレットも。それから、——ねえ、窓の外を見てごらんなさい。あの壁のところ、最後の一枚のつたの葉を見て。どうして、あの葉、風が吹いてもひらひら動かないのか、不思議に思わない？ああ、ジョンジー、あれがベーアマンさんの傑作なのよ——あの葉は、ベーアマンさんが描いたものなのよ。最後の一枚の葉が散った夜に」

（出典："The Last Leaf" © 1999 Hiroshi Yuki）

芸術家のジョンジーが流行《はや》りの肺炎にかかり、助かる見込みは十に一つ、その見込みはあの子が「生きたい」と思うかどうかにかかっていると、医者から言われます。でもジョンジーは、窓の外に見える蔦《つた》の葉を数え、最後の一枚が散ったら自分は逝くと言います。

それを聞いた友達のスーは、同じアパートに住むベーアマン老人にそのことを話します。

翌日、最後の一枚の葉が、レンガの壁に張りついていました。そして、風が吹いても、雨が降っても、その最後の一枚の蔦の葉は、壁に張りついて散らないのでした。

それを見て、ジョンジーは生きる希望を見出します。ジョンジーの体がもう大丈夫と言えるようになったとき、スーはジョンジーに話します。それが、この部分です。

最後の一枚が散った夜、ベーアマン老人が、雨の中はしごに乗って葉の絵を描いたのだということがわかります。生きているときは、まったく売れなかったベーアマンにとって、ジョンジーのために壁に描いた一枚の葉の絵が、最後の傑作となったのです。

この話は、思いやりが形になり、その人のためになりました。ところが、残念なことに親切を施した人が最後に急性肺炎で亡くなってしまうという結果になります。

オー・ヘンリーの作品は、どこか皮肉を含んでいます。誰でも読めば心に引っかかる物語で、それが多くの人に読まれている理由でしょう。

人生には皮肉はつきもの。それを見事に小説で描いています。

名言

▼人間にとっては、何かをすることのほうが何もしないでいることより、ずっと容易なんだ。

――ル＝グイン（『さいはての島へ　ゲド戦記Ⅲ』清水真砂子訳　岩波書店）

第4章　明日へ

人を変えることば

世の中には、人生を変えてしまうほどの力を持ったことばがあります。人の心は変えられないと言いますが、時には人の心を変えてしまうほど、ことばは強い力を持ちます。

まずは有名なこの作品から。

レ・ミゼラブル　ビクトル・ユーゴー　豊島与志雄《とよしまよしお》訳

その時彼は胸がいっぱいになって、泣き出した。十九年この方涙を流したのはそれが初めてであった。

ジャン・ヴァルジャンは司教の家から出てきた時、前に述べたとおり、これまでの考えから全く外に出ていた。彼は自分のうちに起こったところのことを自ら了解することができなかった。彼はその老人の天使のごとき行ないや優しい言葉に反抗して心を固くした。「あなたは正直な人間になることを私に約束なすった。私はあなたの魂を購《あがな》うのです。私はあなたの魂を邪悪の精神から引き出して、それを善良なる神にささげます。」そのことがたえず彼の心に返ってきた。彼はその神のごとき仁恕《じんじょ》に対抗せしむるに、吾人の心のうちにある悪の要塞《ようさい》たる傲慢をもってした。彼は漠然と感じていた、その牧師の容赦は自分に対する最も大なる襲撃であり最も恐るべき打撃であって、そのために自分はまだ揺り動かされていると。もしその寛容に抵抗することができるならば、自分のかたくなな心はついに動かすべからざるものであろう、もしそれに譲歩するならば、多くの年月の間他人の行為によって自分の心のうちに満たされ自ら喜ばしく思っていたあの憎悪の念を、捨てなければならないであろう。もうこんどは勝つか負けるかの外はない。そして戦いは、決定的な大戦は、自分自身の悪意とあの老人の仁慈との間になされているのだ。

（出典：『レ・ミゼラブル（1）』岩波文庫）

ビクトル・ユーゴーの『レ・ミゼラブル』はミュージカルでも有名な作品です。原作は長編ですが、青少年向けにまとめられた『ああ無情』（塚原亮一訳　講談社青い鳥文庫）や『ジャン・ヴァルジャン物語』（豊島与志雄訳　岩波少年文庫）で、子どものころ読まれた方も多いのではないでしょうか。

たった一切れのパンを盗んだために逮捕され、脱獄を繰り返し19年間牢獄にいたジャン＝ヴァルジャンは、ミリエル司教の「あなたは正直な人間になることを私に約束なすった。私はあなたの魂を購うのです。私はあなたの魂を邪悪の精神から引き出して、それを善良なる神にささげます。」このことばで目覚めました。そして、これを境に良心に恥じない人間として生きていきます。

そもそも一切れのパンを盗んだのは、飢えた姉と姉の七人の子どもたちのためでした。19年間の刑務所暮らしで、彼の心はすさみ暗い人間に変わってしまいました。刑期を終えたジャン＝ヴァルジャンは、泊まるところもなく街をさまよっていたところ、司教館にたどり着きます。そこで司教からあたたかいもてなしを受けます。

ところがそこで銀の食器を盗んで逃げます。すぐに見つかり警官につかまりますが、司教は、それは彼に与えたものだと言い、さらに銀の燭台《しょくだい》まで彼に与えました。そのときの場面がこの部分です。

これからは正直に生きることを、司教と約束したのです。そして、彼はこれを転機に生き方を変えました。相手の心に真摯《しんし》に向き合い、その人の心に触れることばで語ったなら、人は変わる可能性があるということです。

「他人を変えることはできないが、自分を変えることはできる」ということばがありますが、ことば一つで他人の心を変えることがあるのです。

「あなたを変えて見せる」という下心は、相手に警戒され、拒まれます。司教のような深く大きな愛から生まれることばであればこそです。また、司教のことばがすべての人の心を変えられるかと言えば、そうではありません。司教のことばに何も感じることがなければ、言われた人の心が変わることはありません。話し手の「伝える力」と受けとり手の「気づく力」が双方にあるとき、人の心は変わるし、行動も変わっていくものなのです。

また、「ことばの力」が人に与える影響は計り知れなく大きいものです。プラスの作用だけではなく、時にはマイナスの作用が働きます。たった一言が刃となって心に刺さり、その人を一生苦しめることもあります。ことばは凶器にもなりえます。ことばは慎重に扱わなければなりません。

続いては、『若草物語』です。四人姉妹のエミイは、学校の規則を破ってライムを机の中に隠し持っていました。それを知った教師からエミイは鞭《むち》で打たれ、教壇に立たされました。そのことを知ったときの母親のことばです。

若草物語《わかくさものがたり》　ルイザ・メイ・オルコット　水谷まさる訳

その晩、おかあさんがいいました。

「エミイ、退学させました。むちでぶつことには賛成できません。デビス先生の教育方針にも感心できないし、友だちもためにならないようです。けれど、ほかの学校へかわることは、おとうさんにうかがってからでないとできません。だから、まい日、これからベスといっしょに勉強するんです。ただ、あなたがライムを机のなかにいれていたことは、同情できません。規則をやぶったのですから。」
「ね、おかあさんは、あたしがあんなふうに、人の前ではじをかかされたのを、あたり前と思っていらっしゃるんですか？」
「あやまちを改めさせるのに、おかあさんならば、あんなやり方をしません。ただ、あなたは、このごろ、すこしうぬぼれが強くなっていくようです。なおさなくてはいけません。あなたは、才能もありいい性質ももっているけど、それを見せびらかしてはだいなしです。へりくだるという気持、それがあなたをぐっと美しくするでしょう。」

（出典：『若草物語』京屋出版社）

母親は、教師のやり方に賛成できないことを子どもに伝え、学校をやめさせるという行動をとります。そのうえで、娘の悪いおこないを指摘し、言うべきことははっきりと娘に伝えます。

母親の真の強さがうかがえます。相手のことを考えつつ、自分の考えをしっかり伝えるこの言い方は、自他を尊重した自己表現の話し方です。『若草物語』には、たくさんの教えが込められていますが、もう一つご紹介します。

「はたらくにもあそびにも、時間をきめて、まい日を有益にたのしく送って、時間をじょうずに使い、時間のねうちをさとるようになさい。それできたら、貧乏でも、娘時代をたのしくすごせるし、年をとってからも後悔することもなく、この人生をりっぱに生きていけるのです。」（水谷まさる訳）

次は、行き詰まりを開く母親のことばです。

わが母《はは》を語《かた》る　上村松園《うえむらしょうえん》

明治の時代はよい時代でしたな。世の中が、活気づいて、すべてのものが興ってくるという気配でした。

母と申せばこんなことがありました。ある年、文展《ぶんてん》の締切が近づくのに、どうしたことか構想がまとまらず、妙に粘ってきました。今思えば、明治四十二年、文展第三回の時でした。気持ちはいらいらしてくる。つい、口もきかず、朝から画室にとじこもっていると、母が来てこう言います。「何をくさっている。そうや、文展の絵が、かけんでくさっているのじゃろ。なに、今年はやめなさい」私は毎年出品してきたのに、今年だけ出さないのは残念でなかなかそんな気持になれません。すると母は「文展はまあ、皆の画を並べている店のようなものではないか。大空から、その店を眺めるつもりになってごらん。今年は私の絵がないのでさぞお店がさびしかろう。来年は、私の絵でうんと賑わしてやろうと、まあこんな風に考えてごらん。それ位の自信とうぬぼれがなくてはあかん」その母の一言で、私の粘っていた気持は、すぽっととけてしまい、それで、思い切って文展出品をやめ二ヶ月後にあったイタリアへの出品に心を定め、落ちついて構想をまとめ〈人形遣い〉を描いて入選しました。母は竹を割ったような性格で、何度か私が思いなやんだり、迷ったような時に、活路を開いてくれました。

（出典：『青帛の仙女』同朋舎出版）

他人に対しては、余計なことは言わないほうが無難だと考えがちです。「ああしたほうがいいのにな」「あそこを直せばもっとよくなるのに」と思うことがあっても、何か言うことで関係性の悪化を恐れる人は、何も言わないでしょう。でも、家族は違います。『若草物語』のエミイの母も上村松園の母も、自分の子どものことを思ったからこそ、的確な進言や忠告ができるのです。そして、母親の愛を感じるから、子どもはそのことばを素直に受け入れることができます。

ことばが心に響くのは、お互いの信頼関係があってこそのことなのです。

名言

▼あるとき本の中の言葉や詩の一節がページから立ち上がり、大きな翼を広げる。読者も作者も、その言葉を忘れることはない。――スティーヴン・クーシスト（R・J・サヴァリーズ『嗅ぐ文学、動く言葉、感じる読書』岩坂彰訳／「本書に寄せて」から）

▼雨の日は雨を愛そう。
風の日は風を好もう。
晴れた日は散歩をしよう。
貧しくば心に富もう。
——堀口大學《ほりぐちだいがく》（詩人）

人間の自覚

最近は、ＡＩ（人工知能）だとか人工知能ロボットとか、人間並み、または人間以上の仕事をするものが増えています。飲食店ではタブレットやスマホで注文すると、ロボットが食事を運びますし、ニュースもＡＩが読んでいたりします。

だんだんと人間でなければできない仕事というものが少なくなってきています。では、人間にしかできないことは何でしょう。それを考えるには、「人間の自覚」ということばがキーワードになりそうです。「人間の自覚」つまり、人間が自分自身の立場・状態・能力などをよく知ること、わきまえることです。

仕事がうまくいかない、物事がうまくはかどらない、自分の思うように進めない、そんなときは、一度「人間の自覚」という原点に立ち返ってみるのもいいかもしれません。

新人《しんじん》へ　坂口安吾《さかぐちあんご》

私は、新しく文学をやる若い人には、文学者であるよりも人間であることの発見、最もつつましやかな人間の自覚を知ることが第一だと思う。人間の発見と書きたい意欲があればおのずから小説は成り立つもの、小説の書き方よりも、人間の見つけ方、見方の方が小説の形式をも決定してくれるものであるから、そしてそういう人間の発見の上に文学の独創性もあるのだから、文学者はいつも人間であることが先決条件の筈《はず》である。

だから、文学の専門家になろうとせずに人間の専門家、つまり自ら生くるための真実の努力が第一で、文学的サークルなどは二の次に、各々他に職業をもち、なるべく文学の専門家にはならない方がいい。

アインシュタインがうまいことを言っている。物理学者になるには、学校を卒業したら靴ミガキになりたまえ。

物理学というものは芸術同様まったく独創性を必要とするものだそうで、だから、専門家のサークルに住むと、垣根の中の考え方からぬけだせず、独創的な着想や構想ができなくなってしまう。だから、靴ミガキになれ、全然物理学に関係のない仕事にたずさわる方がユニックな発見ができる、という意味なのである。

文学もその通りである。文章上の専門性というものは趣味的でたくさん、要は人間の発見、人間の問題の発見だ。

（出典：『坂口安吾全集　06』筑摩書房）

どの職業でも専門性というものは、訓練すればある程度身につくものです。しかし、どの職業も人間社会で成り立っていることを考えれば、文学者に限らず、「人間である」ことは先決条件であるはずです。

ここで思い出すのが、私がフジテレビでアナウンス研修を受けた際に教えられた「声は人なり」ということばです。

話し手の心は声になって現れます。つまり、アナウンサーは発声練習や滑舌練習などアナウンス技術を磨くことは大事ですが、それ以上に話し手（伝え手）の人間性が大切であるということです。

したがって、アナウンサーはことばの勉強だけでなく、常に自己啓発し、人間を磨くことを意識するよう教えられました。

専門家として、専門だけの世界にいては、視野は狭くなり、本来の人間としてのものの見方を失うことがあります。

すべては、人間としての「心」が基本です。現段階では、ＡＩは心がないと言われています。

ＡＩと人間の大きな違いは、心があるかないか。私は朗読を研究するものとして、ＡＩはニュースを読めるけれど、行間にこめられた心の機微は人間にしかわからないし、心とつながっている声というものは人間特有のものだと思っているので、朗読はＡＩにはできないと考えています。

では、「考える」ということにおいては、どうでしょうか。

猫《ねこ》と杓子《しゃくし》について

織田作之助《おださくのすけ》

猫であり、杓子であるということは、つまり自分の頭でものを考えないということであります。これは日本人の持っている悪癖――つまり悪い癖でありまして、すぐ他人の頭でものを考えたがる。俗に「鰯《いわし》の頭も信心から」といいますが、あんまり他人の頭ばかり借りてものを考えたり、喋ったり、書いたりしておりますと、しまいには鰯の頭まで借りるようになってしまいます。いや、僕は冗談に言っているのではない。真面目に言っているのです。

他人の頭でものを考えるというのは、つまり他人の着物を借りてまるで自分の着物のような顔をするということで、いいかえれば思想の借着であります。人類はじまって以来、多くの天才は僕らが借りるべき多くの着物を残してくれました。僕らは借着にことを欠きません。それに、借着をすれば、手間がはぶけて損料を払うだけでモーニングだとか紋附だとか一応もっともらしく立派に見えます。苦心惨澹《くしんさんたん》して、手織りのみすぼらしい貧弱な着物を着ているよりは、どうも昔の着物の方が立派にはちがいありません。だいいち天才が残してくれたものですからね。しかしいくら敗戦して焼け出されたとしても、せめて思想の借着だけはしたくないものです。自分で考えたことを、自分の言葉で語りたいものです。

（出典：『定本織田作之助全集　第八巻』文泉堂出版）

「人間は考える葦《あし》である」というフランスの哲学者パスカルの有名なことばがありますが、人間は考える生き物です。「われわれの尊厳のすべては、考えることのなかにある。だから、よく考えることを努めよう。ここに道徳の原理がある」（パスカル『パンセ』前田陽一・由木康訳　中公文庫）とありますが、まさに人間は自分の頭で考え、自分のことばで語ることができる生き物なのだということが人間の自覚なのでしょう。

さて、人間の中の矛盾《むじゅん》を客観的に書いているのがこちらの作品です。

星《ほし》の王子《おうじ》さま

サン＝テグジュペリ　内藤濯《ないとうあろう》訳

つぎの星には呑《の》み助《すけ》が住んでいました。

王子さまは、その呑み助を、ほんのちょっとたずねたきりでしたが、ひどく気がしずんでしまいました。

呑み助は、空《から》のビンと、酒のいっぱいはいったビンを、ずらりと前にならべて、だまりこくっています。王子さまは、それを見て、いいました。

「きみ、そこで、なにしてるの？」

「酒のんでるよ」と、呑み助は、いまにも泣きだしそうな顔をして答えました。

「なぜ、酒なんかのむの？」と、王子さまはたずねました。

「忘れたいからさ」と、呑み助は答えました。

「忘れるって、なにをさ？」と、王子さまは、気のどくになりだして、ききました。

「はずかしいのを忘れるんだよ」と、呑み助は伏《ふ》し目になってうちあけました。

「はずかしいって、なにが？」と、王子さまは、あいての気もちをひきたてるつもりになって、ききました。

「酒のむのが、はずかしいんだよ」というなり、呑み助は、だまりこくってしまいました。

そこで、王子さまは、当惑《とうわく》して、そこを立ち去りました。

おとなって、とってもとってもおかしいんだなあ、と、王子さまは、旅をつづけながら考えていました。

（出典：『星の王子さま』内藤濯訳　岩波少年文庫）

お酒を飲むのがはずかしいからそれを忘れたくてお酒を飲む。まさに負のスパイラル現象です。

おかしいのはわかっているのに、そこから抜け出すことができないということはあります。考えてもしかたのないことを考えてうつ状態になり、なにも考えられなくなってしまったり、病気になってからだを休めなくてはいけないのに、治療費を稼ぐために働かざるをえなくてかえって病気を悪化させたり、困難から抜け出そうとしてもがけばもがくほどどうにもならなくなるような矛盾が、世の中には多く存在します。

この矛盾状態を、種田山頭火はこう言っています。

「どうすることも出来ないと知っていて、どうかしようとせずにはいられない心が、人間の弱みでもあり、又強みでもある。」（『山頭火俳句集』）

「人間の悩みは尽きない。私は堪えきれない場合にはよく酒を呷《あお》ったものである（今でもそういう悪癖がないとはいいきれないが）。酒はごまかす丈で救う力を持っていない。ごまかすことは安易だけれど、さらにまたごまかさなければならなくなる。」（「白い花」／『山頭火随筆集』）

矛盾から抜け出せないと感じたとき、一度立ちどまって見てください。負の連鎖は、どこかで断ち切る勇気が必要です。なかなか、悪い考えから抜け出せないという方には、次の一句をご紹介します。

「世の中の　重荷おろして　昼寝哉《かな》」（正岡子規）

このぐらい、割り切って呑気にいきたいものです。

名言

▼自分を物語のように話せば、それもそんなに悪いことではなくなる。――ジャネット・ウィンターソン（イギリスの作家／『灯台守の話』岸本佐知子訳）

▼やさしさなどと言っても、同じようなものばかりが群《む》れあって、おたがいをなぐさめあっているのでは、つまらないことだ。自分と違《ちが》う人間、自分と違《ちが》う考えとの間で、心をかわすのが、やさしさなのだ。――森毅《もりつよし》（数学者／「やさしさの時代に」／『まちがったっていいじゃないか』）

苦しみの先にあるもの

「人生楽ありゃ苦もあるさ　涙のあとには虹も出る」（「ああ人生に涙あり」作詞・山上路夫）というのは、おなじみのテレビドラマ「水戸黄門」の主題歌です。

生きていれば、たくさんの困難や苦しみを経験するでしょう。苦しみの中にいるときは、いつになったらこのまっ暗なトンネルから抜け出すことができるのかと、先の見えない不安と苦悩の中で過ごすことになります。でもたいていの場合、この水戸黄門の主題歌のように涙の後には虹も出る、トンネルの先には光があり、出口があるものなのだと多くの作家が書いています。

波《なみ》の如《ごと》く去来《きょらい》す　小川未明《おがわみめい》

人間の幸不幸、それは一様ではない。十人が十人、皆それぞれの悩みと楽しみとがある。併《しか》し恐らく一生を通じて苦悩のない者はなく、歓喜のないものも又ないだろう。そしてそれらは、波の寄せては返すように、循環しているものであろう。誰でもが自分の生活を享楽と、総《すべ》て喜びでありたいと願うだろうが、併しそれは、健康な者が常に健康ではあり得ないように、少しの間隙《かんげき》が生ずれば、直《すぐ》に不安は襲って来るであろう。又それは、明るみを歩む人間に、常に暗い影が伴い、喜びの裡《うち》に悲しみの潜むのと同じである。しかし悲しみの中にも来《きた》るべき喜びの萌《きざ》しのあるのも勿論だ。

人間は苦悩に遭遇した時、「いつこの悩みから逃れられるのか？」と、恰《あたか》もそれが永久に負わされた悩みでもあるかのように転々反側するけれど、ものには限度のあるもので、その後には必ず喜びが来る。まして人間は忘却と云うものを有《も》っている。忘却は総てのものに……永久の苦しみも喜びも、その人の人生観を一変させるほどの失恋の苦悩でも……

を、やはり時が経てば、昔のそれのようにさせない。最愛の子を失った親の悲しみも、月日が経てば忘れ得る。総ては時の裁断に待つのみだ。

（出典：『芸術は生動す』国文社）

私も幾度となく困難や悲しみに直面しました。渦中にいるときは、もう駄目だと思っていても、気がつくといつもの自分を取り戻しているということを繰り返していると、どんな困難も乗り越えられると思えるようになります。まさに「総ては時の裁断に待つのみ」なのです。

苦しみのない人生はないでしょう。仏教では「生老病死」ということばがありますが、生きること、老いること、病むこと、死ぬことすべてが苦しみであると言っています。

次は「人生苦しいのが当たり前」だというこの小説を読んでみましょう。

仙人《せんにん》　芥川龍之介《あくたがわりゅうのすけ》

何故生きてゆくのは苦しいか、何故、苦しくとも、生きて行かなければばならないか。勿論、李《り》は一度もそう云う問題を考えて見た事がない。が、その苦しみを、不当だとは、思っている。そうして、その苦しみを与えるものを――それが何だか、李にはわからないが――無意識ながら憎んでいる。事によると、李が何にでも持っている、漠然とした反抗的な心もちは、この無意識の憎しみが、原因になっているのかも知れない。

しかし、そうは云うものの、李も、すべての東洋人のように、運命の前には、比較的屈従を意としていない。風雪《ふうせつ》の一日を、客舎《はたご》の一室で、暮らす時に、彼は、よく空腹をかかえながら、五匹の鼠に向って、こんな事を云った。「辛抱《しんぼう》しろよ。己《おれ》だって、腹がへるのや、寒いのを辛抱しているのだからな。どうせ生きているからには、苦しいのはあたり前だと思え。それも、鼠よりは、いくら人間の方が、苦しいか知れないぞ……………」

（中略）

「人生苦あり、以て楽《たのし》むべし。人間死するあり、以て生くるを知る。死苦共に脱し得て甚《はなは》だ、無聊《ぶりょう》なり。仙人は若《し》かず、凡人の死苦あるに。」

恐らく、仙人は、人間の生活がなつかしくなって、わざわざ、苦しい事を、探してあるいていたのであろう。

（出典：『芥川龍之介全集1』ちくま文庫）

人生には苦がある、だからこそ楽を知る。死があるから生きることの意味を知るということを説いています。人生は苦楽相伴うものですから、苦しみは続かないし、楽しいことばかりが続くわけでもないということです。

太宰治は、「パンドラの匣」の中で、「絶望ということはあり得ない」と言っています。

パンドラの匣《はこ》　太宰治《だざいおさむ》

それはもう大昔からきまっているのだ。人間には絶望という事はあり得ない。人間は、しばしば希望にあざむかれるが、しかし、また「絶望」という観念にも同様にあざむかれる事がある。正直に言う事にしよう。人間は不幸のどん底につき落され、ころげ廻りながらも、いつかしら一縷《いちる》の希望の糸を手さぐりで捜し当てているものだ。それはもうパンドラの匣以来、オリムポスの神々に依《よ》っても規定せられている事実だ。楽観論やら悲観論やら、肩をそびやかして何やら演説して、ことさらに気勢を示している人たちを岸に残して、僕たちの新時代の船は、一足おさきにするすると進んで行く。何の渋滞も無いのだ。それはまるで植物の蔓《つる》が延びるみたいに、意識を超越した天然の向日性に似ている。

（出典：『パンドラの匣』新潮文庫）

不幸や苦しみの中にも希望があるというメッセージを残しています。

和辻哲郎は、苦と楽を、苦患《くげん》と歓喜ということばで表しています。

ベエトォフェンの面《めん》　和辻哲郎《わつじてつろう》

人生が苦患の谷であることを私もまたしみじみと感じる。しかし私はそれによって生きる勇気を消されはしない。苦患のなかからのみ、真の幸福と歓喜は生まれ出る。

ある人は言うだろう。歓喜を産む苦患は真の苦患でない。苦患の形をした歓喜は真の歓喜でない。お前は苦患をも歓喜をも知らないのだ。お前の体験はそれほどに希薄だ。

しかし私は答える。歓喜を産む可能性のない苦患は「生きている人」にはあり得ない。苦患の色を帯びない歓喜は「生に触れない人」にのみあり得る。そのような苦患と歓喜とは、息をしている死人や腐った頽廃者などの特権だ。
苦患は戦いの徴候である。歓喜は勝利の凱歌《がいか》である。生は不断の戦いであるゆえに苦患と離れることができない。勝利は戦って獲られるべき貴い瞬間であるゆえに必ず苦患を予想する。我らは生きるために苦患を当然の運命として愛しなければならぬ。そして電光のように時おり苦患を中断する歓喜の瞬間をば、成長の一里塚として全力をもってつかまねばならぬ。
苦患のゆえに生を呪うものは滅べ。生きるために苦患を呪うものは腐れ。

（出典：『偶像再興・面とペルソナ　和辻哲郎感想集』講談社文芸文庫）

「苦患のなかからのみ、真の幸福と歓喜は生まれ出る」ということばは、まさに人間が体験する共通した思いなのかもしれません。

苦しいつらい困難な経験をした人ほど、そのあとの心の底からの幸せを感じることができる。困難だけの人生なんてありません。困難があるからこそ、人生は深いものになるのです。

名言

▼不幸のうちに初めて人は、自分が何者であるかを本当に知る。――ツワイク（オーストリアの作家）

▼苦しみは人間を強くするか、それともうち砕くかである。その人が自分のうちに持っている素質に応じて、どちらかになる。――カール・ヒルティ（スイスの哲学者／『幸福論』）

▼現実とはすべて心から生じることを認識しよう、そうすればほら、幸せの道が開けている！なぜなら、心とは整え方次第で理想通りになる、そういう力を人が持っていると、そのときに気づくからだ。――ジェイムズ・アレン（イギリスの作家／「朝に想い、夜に省みる」）

時には肩の力をぬいて

人は知らず知らずのうちに、頑張りすぎてしまうものです。何をやるときでも、力を入れるのは簡単でも、力をぬくことは難しいもの。普段の生活の中で、緊張と弛緩をいかに使いこなすかで仕事の出来は変わってきますし、リラックスするのが上手な人は、ストレスもたまりにくくなります。

普段の生活で、力を入れすぎたり緊張した日々が続いたりすれば、心身ともに疲労します。そこでここでは、力をぬいて読んでいただける詩編を集めました。

まずは、夏目漱石の俳句です。

大学時代に正岡子規と出会い、俳句を学んだ漱石。「漱石」の名は、故事「漱石枕流」(石に漱《くちすす》ぎ流れに枕す）からとったもので、負け惜しみの強いこと、変わり者のたとえですが、正岡子規からこの名を譲り受けたとも言われています。

漱石の文学小説とは異なった味わいが、俳句の中にあります。まずは読んでみましょう。

漱石俳句《そうせきはいく》

夏目漱石《なつめそうせき》

帰ろふ《う》と泣かずに笑へ《え》時鳥《ほととぎす》
聞か《こ》ふ《う》とて誰も待たぬに時鳥《ほととぎす》
骸骨やこれも美人のなれの果
初夢や金も拾は《わ》ず死にもせず
叩かれて昼の蚊を吐く木魚哉《もくぎょかな》
曼珠沙花《まんじゅしゃげ》（華）あつ《っ》けらかんと道の端
うかうかと我門過る月夜かな
物草の太郎の上や揚雲雀《あげひばり》
仏壇に尻を向けたる団扇《うちわ》かな
月東《つきひがし》君は今頃寝ているか

ぶつぶつと大《おおい》なる田螺《たにし》の不平哉《かな》

菫《すみれ》ほどな小さき人に生れたし

温泉や水滑《なめら》かに去年《こぞ》の垢《あか》

空狭き都に住むや神無月《かんなづき》

楽寝昼寝われは物草太郎なり

女郎花《おみなえし》を男郎花《おとこえし》とや思ひ《い》けん

朝貌《あさがお》や惚れた女も二三日

独《ひとり》居《い》や思ふ《う》事なき三ケ日

仏より痩せて哀れや曼珠沙華《まんじゅしゃげ》

生き返るわれ嬉しさよ菊の秋

生きて仰ぐ空の高さよ赤蜻蛉《あかとんぼ》

（参考文献：坪内稔典編『漱石俳句集』ワイド版岩波文庫）

クスっと笑えるもの、命を感じさせるものなどを選んでみました。漱石がつくった年代の古いものから並べています。この句集を読んでいると、その時期によって、漱石が何を見てどう感じていたかが伝わってきます。十七文字に込められた想いは、時にはユーモアがあり、時にはしみじみと心に伝わってきます。

最初の「時鳥」と書いて「ほととぎす」と読ませている二句は、ともに喀血した正岡子規を見舞った手紙にある句だそうで、不如帰（帰るに如かず）を文字遊び的に取りこみ、親友を励ましたとあります。時鳥は肺結核をさすとのことです。（『漱石俳句集』坪内稔典編　ワイド版岩波文庫）

漱石の心の持ちようが伝わってくるのが、「曼珠沙華」の入った句です。

曼珠沙花あつけらかんと道の端

仏より痩せて哀れや曼珠沙華

若くて元気なときには、あっけらかんと咲いている真っ赤な花を句にしていますが、病を患《わずら》ってからは、花も元気をなくしています。そして、その後の句も「生き返るわれ嬉しさよ」「生きて仰ぐ」など、「生きている」ことを深く喜ぶ気持ちが伝わってきます。

音読するときは、俳句も詩と同じで、読み手の感性で読んでください。短いことばの中に収められた表現の中に、自分と重なるものがあれば、それを楽しんだり、味わったりしてください。
続いては、サミュエル・ウルマンの「青春の詩」です。

青春《せいしゅん》の詩《うた》

サミュエル・ウルマン　岡田義夫《おかだよしお》訳

青春とは人生のある期間をいうのではなく、心の様相をいうのだ。
すぐれた創造力、たくましき意志、炎《も》ゆる情熱怯懦《きょうだ》をしりぞける勇猛心、
安易をふりすてる冒険心
こういう様相を青春というのだ。
年を重ねただけでは人は老いない。
理想を失うときにはじめて老いがくる。
歳月は皮膚のしわを増すが、情熱を失う時に精神はしぼむ。

苦悶《くもん》や、狐疑《こぎ》や、不安、恐怖、失望、
こういうものこそ、あたかも長年月のごとく人を老いさせ、
精気ある魂をも芥《あくた》に帰《き》せしめてしまう。

年は七十であろうと十六であろうと、その胸中に抱き得るものはなにか。
いわく驚異への愛慕心、空にきらめく星辰《せいしん》、その輝きにも似たる
事物や思想に対する欽仰《きんぎょう》、事に処する剛毅《ごうき》な挑戦、
小児のごとく求めて止まぬ探求心、人生への歓喜と興味。

人は信念とともに若く、疑惑とともに老ゆる。
人は自信とともに若く　恐怖とともに老ゆる。

希望ある限り若く、　失望とともに老い朽ちる。

大地より、神より、人より、美と喜悦《きえつ》、勇気と壮大、
そして偉力の霊感を受ける限り、人は若さを失わない。
これらの霊感が絶え、悲歎の白雪《しらゆき》が人の心の奥までもおおいつくし、
皮肉の厚氷《あつごおり》がこれを固くとざすに至れば、
この時にこそ人はまったくに老いて、神の憐れみを乞うるほかはなくなる。

（出典：「前橋青春の会」ＨＰ）

「青春とは人生のある期間をいうのではなく、心の様相をいうのだ」「年を重ねただけで人は老いない。理想を失うときにはじめて老いがくる」これらは、老いることへの不安を払拭《ふっしょく》し、老いても青春があるという希望に満ち、たいへん勇気づけられることばです。そして、いくつになっても、理想、挑戦、探求心、歓喜と興味を持つことの大切さを詠《うた》っています。

青春については、ビクトル・ユーゴーや劇作家の倉田百三、永井荷風は、このように言っ

ています。

「**四十歳は青年の老年期である、五十歳は老年の青年期である**」ビクトル・ユーゴー

「**夢見ることをやめた時、その人の青春は終わるのである**」倉田百三（『愛と認識との出発』角川文庫）

「**日本人は三十の声を聞くと青春の時期が過ぎてしまったように言うけれど、熱情さえあれば人間は一生涯青春でいられる**」永井荷風

人は、希望を持つことで脳内にやる気が出るホルモンが分泌されます。せっかくやる気が出ても、失敗を恐れる人は、一歩をなかなか踏み出すことができません。しかし、残りの人生を考えたとき、希望を持って、いつまでも青春でありつづけたいと思うなら、失敗を恐れないことです。

ここで、失敗について書かれた詩を読んでみましょう。

仏教人生読本《ぶっきょうじんせいどくほん》　第五三課《だいごじゅうさんか》　失敗《しっぱい》　岡本《おかもと》かの子《こ》

失敗が怖いのではない
失敗したときの人間が
「こころを腐らせる」のが怖いのだ

腐れは腐れを呼ぶ
少しの腐れが大きくなる
果てしもないほど腐れは拡がる

失敗を怖れるな
失敗は成功の始めとは
あまりに古い言葉というか

古いとて真理ならば
それはいつも新しい生命を持つ
その言葉は古くしていつも新しい

伸びる前には屈するのだ
勝つ前に負けるのも一興《いっきょう》
この考えは古くても真理だ

たとえ言い古しても真理は真理だ
真理の前には
いつも服する謙遜を持てよ

心を腐らすな
失敗を怖れるな
そのため心を腐らすのを怖れよ

（出典：『仏教人生読本』中公文庫）

失敗を恐れず、一歩前に進んでみましょう。たとえ失敗しても、あなたには「やるだけやった」という達成感が残るはずです。「自分は挑戦する勇気を持った」という自己肯定感もあるはずです。結果はどうあれ、「挑戦する前と今の自分の中に成長の変化があった」はずです。「失敗の中に、次につながるヒントがあった」はずです。

年をとると、臆病になりがちです。何か始めるにしても、若いときのように簡単に始めることができません。自分の体力が持つだろうか、周りの人に迷惑をかけないだろうか、自分のような年寄りが挑戦してもいいのだろうか、などといろいろな不安はつきものです。そんな中でも、希望を持って新しいことに挑戦すれば、脳の活性化にもなり、何かを始めることで体力づくりにもつながり、何より、心が元気になります。

私の朗読教室には、90歳を超えた方もいらしてくださっています。ぜひ、夢をあきらめず挑戦しつづけてください。

名言

▼なんとなく生まれてきたのだから、なんとなく生きていればいいのです。——深沢七郎《ふかざわしちろう》（作家／『人間滅亡的人生案内』）

▼自分の心に「こうありたい」と思い、それにより具体的に一歩一歩その自分の道をふんで行くことに私たちの真の生き方があるのだと思います。——宮本百合子（作家／「人生を愛しましょう」）

▼精神には、息抜きを与える必要がある。——セネカ（古代ローマの政治家・詩人／「心の安定について」／『人生の短さについて、他2篇』）

しあわせは心の中にある

あなたは今、幸福ですか？

お金持ちで健康で何不自由なく暮らしている人でも、幸福を感じられない人はいるでしょうし、貧しくて病気を持っていても幸福な人はいます。同じことの繰り返しの平凡な毎日でも、家族で夕食を囲む時間に幸福を感じる人もいるでしょうし、朝起きたときに、今日も無事に朝を迎えられたことにしあわせを感じる人もいます。

幸福とは何でしょうか。人はどういうときに幸福を感じるのでしょうか。幸福について考えない人はいません。それは、生きるうえで、誰もが求めるものだからです。

幸福《こうふく》の感覚《かんかく》

宮本百合子《みやもとゆりこ》

折々座談会などでそういう話題になったとき一番困惑するのは、現代の人間はまだ幸福というものをきわめて固定したものとして扱っているという点である。特に女のひとは、どういうものか幸福、不幸という二つの漠然とした、しかも抜くことのできない観念を心のどこかに植えつけられている。そして、不幸になるまいと絶えず警戒しつつ、本体が何かということは自分の心にもはっきり感じられていない幸福を追っているように見える。

幸福というものを固定した観念で鋳りつけて、そういうものを求める生活の態度は大変人間の智慧のおくれた部分のあらわれであるということが一般にはなかなか納得できない。だって人間は昔から幸福を求めて来たではないか。ギリシア神話にある「金毛羊《きんもうよう》」の物語にしろ、メーテルリンクの「青い鳥」をもとめて旅立ったチルチル、ミチルの物語にしろ、求めるものは幸福であるという人間性を象徴した物語ではないか。だもの、きょうの私たちの心から、どうして「青い鳥」の幻が消えていよう、と抗議も出されそうである。そして、人生のある程度の経験から幸福について話すように一座に招かれた男女たちも、いつしか、幸福という二つの文字を互の間にやりとりしながら、目に見えないものを見えるように示そうと努力しながらついに大抵の場合不成功に終っている。

（出典：『宮本百合子全集　第十四巻』新日本出版社）

宮本百合子は、幸福を固定したものと考えることに疑問を投げかけています。「本体が何かということは自分の心にもはっきり感じられていない幸福を追っているように見える」と書かれていますが、漠然と幸福を追いかける人間の姿がそこにあります。幸福は決して固定された観念ではないと言っています。

幸福は感じるものです。幸福はそこに存在するものではなく、誰かから与えられるものでもありません。

「幸福は求めない方がいい。求めない眼に、求めない心に、求めない体に、求めない日々に、人間の幸福はあるようだ」（井上靖『欅の木』）

幸福を自ら求めようとすれば、それが実現しなかったときに不幸を感じます。何が幸せなのかと探り出すため周りを見渡すと、他人と自分を比較することになり、落胆し、幸福は遠のきます。

人は、何の不自由もなく生活していれば、それが当たり前だと思ってしまい、そこを基準にもっと高度なところにあるものを求めるようになります。つまり、理想が高くなっていきます。そして求めているものが手に入らなかったときには、不幸を感じます。

しかし、苦しい、つらい、悲しい経験をした人は、不自由のない平穏無事の生活がたいへんありがたく、しあわせに感じられます。貧困を経験した人は、お金のありがたみを知り、大切な人を亡くした方は、人の命の大切さをより一層強く感じ、自分に命があり、生きていることにしあわせを感じます。幸も不幸も自分次第なのです。

しあわせになりたいなら、自分の中の「幸福に気づく心」を発見することが大切なのだと教えてくれるのが、ここにも出てきますメーテルリンクの「青い鳥」です。その「青い鳥」について翻訳者楠山正雄が書いた序文を読んでみましょう。

はじめに　「青《あお》い鳥《とり》」訳者序《やくしゃじょ》　楠山正雄《くすやままさお》

　さて、「青い鳥」というのはなんでしょうか。「青」は昔から人間だけの持つ静かな、ふかい心の智恵の色だとしてあります。人間は肉の目だけで物を見ていると、富だとか、名誉だとか、権力だとか、とかくうわべのはなばなしいことにひかれて、それを世のなかの一ばんの幸福だと思いたがるものですが、一そう明るい、心の智恵の目があいていたら、ほんとうの高い、ふかい幸福は、実はつい手近な自分の身のまわりにあることがわかるだろう、身はまずしく、いやしくとも、人をうらやまずねたまず、つつましい正直な心で世のなかを送る者の家にこそまことの幸福はあるのだ、というのが作者の考えです。そこで、「青い鳥」というのは、そういう心の智恵だけが感じるごくありふれた毎日の生活の幸福を形《かたち》にあらわして見せたものだといえます。

　もう一つ、この物語の「少年の巻」にも出て来ますが、がんこで意地のわるい「運命《うんめい》」というものが、人間の一生につきまとってはなれません。人間の世のなかはちょっと見ると平和のようで、実は目に見えないさまざまの敵が、たとえば天災だとか、病気だとか、死だとか、人間同士の、または人間と動物や植物や宇宙の万物との間の戦争だとか、人間をすこしの間も静かにしておかない敵があって、ゆだんなく人間はこれとたたかってゆかなければなりません、それを一口にいえば「運命」という、やっかいなお供に始終引きずられて行っているようなものですが、幸い人間には高尚な心の智恵というものがあって、それによって胸のなかが光と喜びにあふれるとき、このいんきくさい「運命」をのり越えて精神の自由を得て、国のため、家のため、または自分の一身のためにも、安心してりっぱな行いや苦しいつとめに、命をゆだねるだけの勇気をふるいおこす力がそなわっている、だからいい人間になるには、つい目の前にころがっているけばけばしい、いやしい、物の欲にとらわれず、だれも心を高く大きく持って、いわば神様に近い智恵をやしなう工夫がなくてはならない――まずこういうのが、すこしむずかしいようですが、この「青い鳥」の二つの物語を読めば、しぜんに、おもしろく、わかってくる作者のおしえです。

（出典：『青い鳥』主婦之友社）

メーテルリンクの「青い鳥」は、多くの方に翻訳されて出版されています。原本は戯曲ですが、物語に編集されているものも多く出版されています。ここに出てくる「少年の巻」というのは、「青い鳥」続編にあたるものです。

ここで、「青い鳥」の名言を見てみましょう。

「世の中には、みんなが考えているより、ずっとたくさんの『幸福』があるのに、たいていの人は、それを見つけられないんですよ」（『青い鳥』保永貞夫訳　講談社青い鳥文庫）

しあわせの象徴として使われている青い鳥。「幸福」は目には見えないけれど、誰にも身近に存在するものであることを教えてくれる作品です。

同じく有名なサン＝テグジュペリの「星の王子さま」にも、肝心なことは目に見えない、心で探さなくてはいけないとあります。

では、目に見えない幸福をどうしたら感じられるようになるのでしょう。幸不幸は、運命でなくその人が持つ感性だと言う人もいます。楠山正雄は「心の智恵の眼」と言っています。感性が豊かな人は、不幸も強く感じますが、幸福感も大きいものになります。

次の作品も、幸福について書かれています。

銀河鉄道《ぎんがてつどう》の夜《よる》　宮沢賢治《みやざわけんじ》

そこらから小さないのりの声が聞こえジョバンニもカムパネルラもいままで忘れていたいろいろのことをぼんやり思い出して眼《め》が熱くなりました。

（ああ、その大きな海はパシフィックというのではなかったろうか。その氷山の流れる北のはての海で、小さな船に乗って、風や凍《こお》りつく潮水や、烈《はげ》しい寒さとたたかって、たれかが一生けんめいはたらいている。ぼくはそのひとにほんとうに気の毒でそしてすまないような気がする。ぼくはそのひとのさいわいのためにいったいどうしたらいいのだろう。）

ジョバンニは首を垂《た》れて、すっかりふさぎ込《こ》んでしまいました。

「なにがしあわせかわからないです。ほんとうにどんなつらいことでもそれがただしいみちを進む中でのできごとなら峠《とうげ》の上りも下りもみんなほんとうの幸福《こうふく》に近づく一あしずつですから。」

燈台守《とうだいもり》がなぐさめていました。

「ああそうです。ただいちばんのさいわいに至るためにいろいろのかなしみもみんなおぼしめしです。」

青年が祈るようにそう答えました。

（出典：『新編　銀河鉄道の夜』新潮文庫）

短い文章の中に「さいわい」「しあわせ」「幸福」とことばを変えて出てきます。幸福とともに、苦しみや悲しみも存在します。いえ、苦しみや悲しみを経験したからこそ、ささいなことにもしあわせを感じることができるのです。人間にとってつらい経験は、その後に訪れるしあわせをより大きいものにしてくれます。

自分のしあわせを天秤《てんびん》にかけたり、他人と比べたりしていては、本当のしあわせを感じることはできないでしょう。

「**他人と比較してものを考える習慣は、致命的な習慣である**」バートランド・ラッセル（イギリスの哲学者／『幸福論』）

他人から「あなたはしあわせよね」と言われがちな人が世の中にはいます。そう言われるのは、たいていの場合、経済的に恵まれていて、健康で、何不自由なく生活している人です。でもしあわせだと言われているその人自身が、自分はしあわせなのかどうかわからないとなると、見た目の幸福感と本当の幸福の間には、ギャップがあることがわかります。

人間失格《にんげんしっかく》　　**太宰治《だざいおさむ》**

つまり自分には、人間の営みというものが未《いま》だに何もわかっていない、という事になりそうです。自分の幸福の観念と、世のすべての人たちの幸福の観念とが、まるで食いちがっているような不安、自分はその不安のために夜々、転輾《てんてん》し、呻吟《しんぎん》し、発狂しかけた事さえあります。自分は、いったい幸福なのでしょうか。自分は小さい時から、実にしばしば、仕合せ者だと人に言われて来ましたが、自分ではいつも地獄の思いで、かえって、自分を仕合せ者だと言ったひとたちのほうが、比較にも何もならぬくらいずっとずっと安楽なように自分には見えるのです。

（出典：『人間失格』新潮文庫）

私は「いつも笑顔で」を心がけています。どんなにつらいことがあっても、悲しいことがあっても、笑顔でいれば必ずその辛苦《しんく》は乗り越えられると信じているからです。その根拠は、笑顔の人に人は集まるということです。不機嫌そうな人、怖そうな表情の人、冷たそうな人のもとへ、人は集まりません。

つらいことがあったとき、助けてくれるのは「人」です。人は、笑顔の人といると楽しい気分になれます。ミラーリング効果と言って、自分が笑顔なら相手も笑顔になる確率は高いです。

生まれてきた赤ちゃんも、かなり早い段階で人間の笑顔を認識します。笑顔は人を集め、人を楽しくさせ、人の笑顔は自分をもしあわせにするものなのです。

フランスの哲学者アランは『幸福論』の中で、「**幸福だから笑うのではない、笑うから幸福なのだ**」と言っています。笑いと幸福は明らかにつながりがあります。

笑《わらい》について　岸田國士《きしだくにお》

「笑う門には福来る」と昔から日本ではよく言われておりますが、これは笑いというものが人生に取って何か徳になるもの、人間の幸福と関係があることを証明しています。それは一体何故でしょうか。極《ご》く常識的に考えて見ても、笑いのない人生は暗く冷たい。そして不健康であるように思われます。笑いは少くとも人生の窓であり、それは又希望と光明に向って開かれた一つの扉とも言えるものです。

（出典：『岸田國士全集28』岩波書店）

皆さんにとって幸福とはどんなものでしょうか。私は、若いころと比べたら今のほうがしあわせを感じる瞬間がずっと多くなりました。それはなぜでしょうか。私が経験した悲しみや苦しみが、私の幸福の尺度を変えたのだと思います。これからも笑って生きていきたいと思います。

さて「幸福は感じるもの」と述べてきましたが、幸福については名言がたくさんありますので、一部ご紹介します。

名言

▼幸福は空から降ってくる物でも、誰かに与えられる物でもない。自分で作り出すものなのだ。

――アラン（フランスの哲学者／『幸福論』）

▼この世には、幸福もあり不幸もあり、ただ在るものは、一つの状態と他の状態との比較にすぎないということなのです。きわめて大きな不幸を経験したもののみ、きわめて大きな幸福を感じることができるのです。――アレクサンドル・デュマ（フランスの作家／『モンテ・クリスト伯』）

▼人は、不幸のときは一を十にも思い、幸福のときは当たり前のようにそれに馴れて、十を一のように思います。――瀬戸内寂聴《せとうちじゃくちょう》（作家・天台宗の尼僧）

おわりに

最後までお読みくださり、ありがとうございます。

私の音読本としては4冊目となる本書は、音読作品をさらに楽しくお読みいただけるようにアンソロジー風にまとめてみました。

音読作品を選ぶにあたっては、多くの作品に出会いました。

私の音読本の定番となりつつある作家さん、岡本かの子、夏目漱石、芥川龍之介、太宰治の作品も、まだまだ知らない作品がたくさんあり、どの作品のどこを切り取るか、本当に悩みました。

なかでも、夏目漱石の俳句集は今回はじめて読みましたが、表現が面白く、その情景がすべて目に浮かぶようで、あらたな漱石の一面が見られると思い収録しました。

そして、古典を多く収録した前作『日々の名作音読で人生の深みを知る』とは少し変えて、はじめて海外の作品を取り入れてみました。

海外の作品を収録するにあたっては、翻訳者によって日本語の表現やことばが変わってきますので、一つの作品につき複数の翻訳を読み、その中でいいと思った作品の翻訳者の方に使用の許可をお願いいたしました。

快く使用させてくださった翻訳者の皆さまに、心より御礼申し上げます。

また、名言については私が本の中から直接選んだものもありますが、名言集からの抜粋も多くあります。名言が持つことばの力を感じながら、引用させていただきました。共感したり、心に残ることばがあれば幸いです。

最後になりましたが、本書を出版するにあたり、お世話になりました編集の猪俣久子さんをはじめ、さくら舎の皆さまにこの場を借りて御礼申し上げます。ありがとうございました。

「寺田理恵子の音読チャンネル」（YouTube）では、本書の音読を順次アップしていく予定です。

音読の仕方は人それぞれです。ご参考までにお聴きください。ぜひ、音読チャンネルのフォローをよろしくお願いいたします。

また、私のブログでも、音読や朗読に関する情報を発信しておりますので、よろしかったらブログもご覧ください。

寺田理恵子の音読チャンネル

寺田理恵子オフィシャルブログ

寺田《てらだ》理《り》恵《え》子《こ》

著者略歴
元フジテレビアナウンサー。「心とからだ磨きの朗読教室」主宰。一九六一年、東京都に生まれる。聖心女子大学文学部を卒業。その後、社会人として武蔵野大学人間関係学部を卒業。認定心理士。フジテレビ時代は「オレたちひょうきん族」などに出演し、人気を博す。一九八九年、結婚を機に退社、フリーになる。一九九八年に離婚、二〇〇〇年に再婚し専業主婦に。五〇代に入ると父の死、母の認知症、さらに二〇一二年に夫の急逝が重なり、心身がボロボロに。そのときから「音読トレーニング」をはじめ、見事に復活。現在、朗読教室・アナウンススクールの講師を務めるかたわら、認知症サポーターとして朗読ボランティアや認知症の理解を深める講演活動をおこなっている。
著書には、『「毎日音読」で人生を変える』『60代、ひとりで前向きに生きる』『四季を感じる毎朝音読』『日々の名作音読で人生の深みを知る』（以上、さくら舎）がある。

3分間《ぷんかん》の音読《おんどく》セラピー
——日々《ひび》気持《きも》ちが生《う》まれ変《か》わる！

二〇二五年一月二日　第一刷発行
二〇二五年三月九日　第四刷発行

著者　寺田理恵子《てらだりえこ》
発行者　古屋信吾
発行所　株式会社さくら舎　http://www.sakurasha.com
東京都千代田区富士見一-二-一一　〒一〇二-〇〇七一
電話　営業　〇三-五二一一-六五三三　FAX　〇三-五二一一-六四八一
編集　〇三-五二一一-六四八〇　振替　〇〇一九〇-八-四〇二〇六〇
装丁　アルビレオ
印刷・製本　中央精版印刷株式会社

ISBN978-4-86581-449-1

寺田理恵子

TERADA RIEKO

元フジテレビアナウンサー。「心とからだ磨きの朗読教室」主宰。1961年、東京都に生まれる。聖心女子大学文学部を卒業。その後、社会人として武蔵野大学人間関係学部を卒業。認定心理士。フジテレビ時代は「オレたちひょうきん族」などに出演し、人気を博す。1989年、結婚を機に退社、フリーになる。1998年に離婚、2000年に再婚し専業主婦に。50代に入ると父の死、母の認知症、さらに2012年に夫の急逝が重なり、心身がボロボロに。そのときから「音読トレーニング」をはじめ、見事に復活。現在、朗読教室・アナウンススクールの講師を務めるかたわら、認知症サポーターとして朗読ボランティアや認知症の理解を深める講演活動をおこなっている。

著書には、『「毎日音読」で人生を変える』『60代、ひとりで前向きに生きる』『四季を感じる毎朝音読』『日々の名作音読で人生の深みを知る』(以上、さくら舎)がある。

3分間の

音読セラピー

86581-449-1

9784865814491

1920095016009

ISBN978-4-86581-449-1

C0095 ¥1600E

定価：本体1600円（税別）

さくら舎

人の考えを文学作品の中のことばや行動から読み解くことができます。つまり**本を読むことは、人間の心理を読むことなのです。**自分以外の人の生き方から学ぶことは多いし、同じ境遇の人が書いたものの中に、自分の抱えている問題の解決策を見つけることもあります。小説の登場人物と自分を重ね合わせることで、共感したり、客観的にものを考えることができたりします。自分の気持ちをうまくことばで表せず、感情を自分の中に閉じこめるしかできないとき、**本の中に今の自分を表すいいことばを見つけることもあります。それだけのことで、不安やイライラから解放されることがあるのです。**

（「はじめに」より抜粋）